Stefanie Vey

Vom Leben überrascht

Stefanie Vey

Vom Leben überrascht

Ein Wunschkind, eine Diagnose und geplatzte Träume

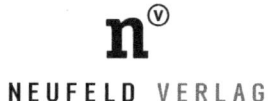

NEUFELD VERLAG

Diese Veröffentlichung erscheint in Kooperation mit der Bundesvereinigung Lebenshilfe e. V., Marburg/Berlin

Die Deutsche Bibliothek verzeichnet diese Publikation in der Deutschen Nationalbibliografie; detaillierte bibliografische Daten sind im Internet über www.d-nb.de abrufbar

Umschlaggestaltung: spoon design, Olaf Johannson
Umschlagabbildungen: hybrid/unsplash.com
Porträt der Autorin: © Hagar Lotte Geyer
Satz: Neufeld Verlag
Herstellung: CPI – Clausen & Bosse, Birkstraße 10, 25917 Leck

© 2021 Neufeld Verlag, Sauerbruchstraße 16, 27478 Cuxhaven
ISBN 978-3-86256-169-8, Bestell-Nummer 590 169

www.neufeld-verlag.de

Bleiben Sie auf dem Laufenden:
newsletter.neufeld-verlag.de
www.**facebook**.com/NeufeldVerlag
www.neufeld-verlag.de/**blog**

NEUFELD VERLAG

Inhalt

Vorwort

Als wir für unseren Sohn die Diagnose Fragiles-X-Syndrom bekamen, stand die Welt für einen Moment still. Wie im Zeitraffer rauschten Bilder und Träume an meinem inneren Auge vorbei. Es waren die Bilder, die ich mir für unsere Zukunft ausgemalt hatte. Bilder einer heilen Welt. Ich konnte sie kaum greifen, da waren sie schon wieder verschwunden. Und ich wusste, dass ich sie loslassen musste. Unsere Zukunft würde ihre eigenen Bilder malen. Vielleicht nicht ganz so perfekt, aber auf jeden Fall kunterbunt. Doch in diesem Moment konnte ich die vielen schönen Farben noch nicht sehen. Stattdessen: Alles grau und verschwommen. Chaos in meinem Kopf. Und in meinem Herzen. Die ersten Tage und Wochen waren gefüllt mit Traurigkeit, Hilflosigkeit und Erschöpfung, gleichzeitig aber auch mit viel Zuversicht, Mut und Optimismus. Eine seltsame Mischung aus unterschiedlichsten Gefühlen, die bis heute anhält. Doch das wohl stärkste Gefühl war und ist die tiefe Liebe zu unserem Kind. Ich kann sie zwar nicht immer spüren, aber sie ist immer da. Und sie wird bleiben. Für immer.

Doch diese Liebe kann sehr schmerzhaft sein. Das Leben mit unserem „besonderen" Kind hat mir gezeigt, wie verletzlich wir durch unsere Kinder sind und wie hilflos wir uns manchmal fühlen. Gleichzeitig durfte ich erleben, wie ich an alledem wachsen konnte. Wie stark mich diese neue Herausforderung gemacht hat und wie viel Positives ich aus unserem Leben ziehen kann. Nicht immer gelingt mir das. Es gibt viele Momente, in denen ich glaube, an allem zu zerbrechen. Irgendwann habe ich das Schreiben für mich entdeckt – und zwar nicht mehr nur beruflich, sondern auch ganz persönlich. Es hat mir dabei geholfen, Emotionen und Gedanken freizulassen, ihnen Raum zu geben, sie anzunehmen. Das Schreiben ist *meine* Art der Verarbeitung. Es ist ein Weg zu mir selbst, zu meinem tiefen Inneren. Oft schmerzhaft, aber am Ende sehr befreiend. Daraus ist dieses Buch entstanden.

Doch während der Entstehungsphase habe ich oft gezweifelt, ob es wirklich richtig ist, unsere Lebensgeschichte so in die Öffentlichkeit zu tragen. Immer wieder habe ich gehadert, ob ich uns und unsere persönliche Geschichte so schonungslos preisgeben kann. Ja, in manchen Momenten habe mich sogar dafür geschämt. Gleichzeitig sehnte ich mich danach, das alles nach draußen zu tragen, all die Gedanken und Emotionen herauszulassen – offen und ehrlich, ungeschminkt und authentisch.

Heute bin ich wirklich erleichtert und glücklich darüber, dass ich mich für diesen Weg entschieden habe. Für den Weg nach draußen. Dieses Buch ist für alle Eltern, die ähnliches erlebt haben oder vielleicht noch erleben werden. Eltern von „besonderen" Kindern. Ich möchte Euch zeigen, dass Ihr nicht alleine seid. Ich möchte Euch ermutigen, auf Euer Bauchgefühl zu hören und an Eure innere Stärke zu glauben, für Euer Kind zu kämpfen, aber Euch dabei nicht selbst zu verlieren.

Genauso möchte ich Großeltern, Angehörigen und Freunden von Familien mit „besonderen" Kinder – speziell mit dem

Fragilen-X-Syndrom – einen Blick in diese „besondere" Welt geben, damit auch sie etwas für ihre persönliche Situation mitnehmen können. Gleichzeitig hoffe ich, dass ich mit diesem Buch auch Therapeuten, Ärzten und Pädagogen die Welt des Fragilen-X-Syndroms noch etwas näherbringen kann und die Gesellschaft für diesen immer noch recht unbekannten Gendefekt sensibilisieren kann. Ich wünsche mir, dass unsere Welt damit ein kleines bisschen besser wird. Dafür wäre ich unglaublich dankbar.

Und wenn ich etwas in den letzten Jahren gelernt habe, dann ist es Dankbarkeit. Tiefe Dankbarkeit und Wertschätzung. Denn nichts im Leben ist selbstverständlich. Daher möchte ich von ganzem Herzen all den Menschen danken, die uns auf unserem Weg begleitet und in unterschiedlichster Weise unterstützt haben und das auch heute noch tun.

Ganz besonders gilt dieser Dank meiner Mentorin Birgit Brauburger, ohne die dieses Buch nie entstanden wäre und die mich dabei persönlich und fachlich so wunderbar unterstützt hat. Ein herzliches Dankeschön auch an meine Familie, die immer für uns da ist. Ein unbezahlbares Geschenk.

Außerdem möchte ich mich bei meinem Mann bedanken, der den oft steinigen Weg gemeinsam mit mir geht und der mir die Freiheit gegeben hat, unsere Geschichte in die Welt zu tragen.

Aber der größte Dank gilt unserem Sohn – dafür, dass er Teil meines Lebens ist und ich ihn auf seinem Weg begleiten und gemeinsam mit ihm wachsen darf.

Stefanie Vey
im April 2021

1.
Mein Leben vor der Diagnose

Als hätte ich es geahnt...

ch atme tief durch und spüre die Erleichterung durch meinen ganzen Körper fließen. Für einen kurzen Moment habe ich Pause und kann mich zurückziehen, einmal für wenige Minuten unsichtbar machen. Noah sitzt ganz zufrieden auf dem Spielzimmerboden und hat gerade seine alte Kugelbahn wieder für sich entdeckt. Immer und immer wieder lässt er die vier bunten Holzkugeln nacheinander die Bahnen hinunterrollen und beobachtet ganz konzentriert, wie sie gegen die Seiten schlagen, um dann die Richtung zu wechseln. Vor lauter Aufregung wippt er mit seinem Oberkörper energisch vor und zurück. Seine Arme wedeln wild hin und her, seine Beine sind vor lauter Anspannung ganz steif gestreckt.

Ich schmunzle in mich hinein, während ich Noah in seiner Freude beobachte. Die Kugelbahn hat er vor über fünf Jahren zu Weihnachten bekommen, konnte aber lange Zeit überhaupt nichts damit anfangen. Und heute – mit seinen sechs Jahren – hat er sichtlich Spaß daran. Ich nutze die Gelegenheit, während er so schön beschäftigt ist, um in Ruhe die Wäsche einzuräumen und mich für einen kleinen Augenblick „frei" zu fühlen. Für einen kurzen Moment nicht präsent sein zu müssen.

Während ich ihn so beobachte und meine Gedanken fließen lasse, wird mir einmal mehr bewusst, dass bei uns doch viele Dinge anders sind. Anders als bei anderen. Anders als ich es mir selbst einmal ausgemalt hatte …

Und plötzlich erinnere ich mich wieder an dieses Gespräch von damals. Plötzlich ist alles wieder da. War es Zufall? Oder habe ich es tatsächlich schon damals geahnt? Habe ich schon *damals* gemerkt, dass irgendetwas *anders* ist?

Was, wenn unser Kind behindert wäre?

Wir saßen auf der Couch und schauten fern. Jeder auf seinem Platz – wie jeden Abend. Christian war ganz vertieft – so wie immer, wenn er fernsieht. Konzentriert. Ich dagegen war mit meinen Gedanken mal wieder ganz woanders. Ich weiß nicht, wie ich plötzlich auf dieses Thema kam.

„Schatz?"

„Hm?"

„Was wäre eigentlich, wenn unser Kind behindert wäre?"

Ich weiß, dass Christian Fragen und Gespräche dieser Art grundsätzlich nicht mag. Alles, was zu weit weg ist, um real zu sein. Eben alles, was uns nicht betrifft.

„Wie kommst du denn jetzt darauf?", fragte er in einem leicht genervten Ton.

„Einfach so. Kann man sich ja mal Gedanken drüber machen. Schließlich könnte es ja sein."

„Darüber mache ich mir Gedanken, wenn es soweit ist." Typisch Christian.

Ich blieb hartnäckig. „Jetzt mal im Ernst. Es könnte doch sein. Was wäre dann?"

„Keine Ahnung. Darüber hab' ich mir noch keine Gedanken gemacht!" Typisch Christian eben …

„Schatz, ich mein' das *ernst!*" Langsam wurde *ich* genervt. Ich wünschte mir wie jede werdende Mutter nichts sehnlicher, als dass unser Kind gesund auf die Welt kam. Und trotzdem – oder gerade deswegen – schlich sich immer mal wieder ein wenig Angst ein, dass es anders kommen könnte. Ein Gefühl der Sorge, der Verunsicherung. Eigentlich unbegründet, daher umso diffuser und nicht wirklich greifbar. Weit weg, aber doch so erdrückend.

„Das könnte ich nicht", entgegnete mir Christian knapp.

„Wie?", fragte ich.

Eigentlich war Christians Antwort klar und verständlich gewesen. Doch das reichte mir nicht. Ich wollte es genauer wissen.

„Ich könnte kein behindertes Kind großziehen", sagte er nüchtern.

Diese Antwort wollte ich natürlich nicht hören. Diese Antwort konnte ich einfach nicht gelten lassen! Denn ich wusste sofort, was Christian damit meinte. Auch wenn er nicht mehr dazu sagte, wusste ich, worüber wir hier eigentlich redeten – ob ich wollte oder nicht. Ich konnte das Wort gar nicht aussprechen. Allein der Gedanke daran brach mir das Herz.

Ich war mittlerweile im sechsten Monat schwanger und hatte bereits ein kleines Bäuchlein. Die ersten Bewegungen unseres Kindes hatte ich für Magengrummeln gehalten – bis ich relativ schnell spürte, dass diese „Schmetterlinge im Bauch" die zarten Tritte unseres Babys waren. Ein so unbeschreiblich schönes Gefühl! Ich war völlig berauscht vor Glück. Spätestens seit diesem Moment war ich definitiv nicht bloß schwanger – ich war schon Mutter. Unvorstellbar, mich gegen dieses kleine Wesen zu entscheiden oder es zu verlieren.

„Aber es ist doch *unser Kind*", sagte ich und streichelte instinktiv beschützend über meinen Bauch. „*Unser* kleines Baby... Ich spüre es doch schon. Ich könnte es nicht einfach wegmachen lassen."

„Aber ich könnte es nicht", sagte Christian wieder.

Ich glaube, ich hatte mit dieser Antwort fast schon gerechnet, hatte sie irgendwie schon erwartet. Warum hatte ich ihn überhaupt gefragt? Wollte ich seine Meinung zu diesem Thema vielleicht einfach nur nochmal ganz „offiziell" aus seinem Munde hören? Und dann? Was hatte ich denn geglaubt, wie dieses Gespräch weitergehen würde? Hatte ich insgeheim doch noch auf eine andere Antwort gehofft?

Ja, das hatte ich. Ich hatte es mir so sehr gewünscht. Ich wusste, wie stolz er war, Vater zu werden, und dass auch er schon eine ganz emotionale Bindung zu diesem kleinen Wesen in meinem Bauch aufgebaut hatte. Doch ich wünschte mir mehr. Ich wünschte mir *bedingungslose* Liebe zu unserem ungeborenen Kind. Diese tiefe, bedingungslose Liebe und den eisernen Willen, gemeinsam alles zu schaffen – egal was kommen würde. Ich wünschte mir, dass er das Gleiche fühlte wie ich. Und gleichzeitig ahnte ich schon, dass sich dieser Wunsch nicht erfüllen würde.

Da saßen wir nun. Christian war wieder vertieft in das Fernsehprogramm und hatte sichtlich kein gesteigertes Interesse, dieses Thema weiter zu diskutieren. Ich dagegen war beunruhigt. Aufgewühlt. Ich spürte, dass ich hier ein Thema angerissen hatte, bei dem wir einfach absolut gegensätzliche Ansichten hatten. Dass wir hier also auch zu keinem gemeinsamen Ergebnis kommen würden. Ich spürte, dass wir dieses Gespräch „ungelöst" beenden würden. Innerlich hatte ich zwar große Lust, für meine Einstellung und die Sache an sich zu kämpfen. Zu argumentieren. Zu erklären. Aber ich wusste genauso gut, dass ich Christian damit nicht „umstimmen" würde. Es war seine persönliche Meinung. Sein inneres Empfinden. Also sparte ich mir eine Grundsatzdiskussion, die keinen von uns glücklich machen würde.

Behindert – was heißt das eigentlich?

Ein behindertes Kind. Was heißt das eigentlich? Oder anders formuliert: Was meinte *ich* damit? Welche Vorstellungen hatte *ich* von einem „behinderten Kind"? Wenn ich ehrlich bin: Ich hatte mich bis zu diesem Zeitpunkt noch nie näher mit dem Thema beschäftigt. Zumindest nicht im Detail. Es hatte für mich bisher auch keinen Anlass dafür gegeben. Warum auch? Wir hatten so gut wie keine Berührungspunkte zu Menschen mit Behinderung – weder in der Familie noch im Freundes- und Bekanntenkreis. Wir lebten in unserer kleinen heilen Welt und mussten uns keine Gedanken darüber machen. Das Thema war weit genug weg, um es aus dem Alltag auszublenden. Für mich zumindest.

Meine Mutter dagegen hatte fast zehn Jahre lang ehrenamtlich in einem Integrativkindergarten gearbeitet. Doch das war noch vor meiner Schwangerschaft. Ab und zu hatte sie uns damals von den Kindern erzählt – auch von dem schwer behinderten Mädchen im Rollstuhl und mit Magensonde. Aber auch von der rührenden Fürsorge der anderen Kinder. Und dennoch war das alles so weit weg gewesen – wirklich greifen konnte ich das Ganze nicht.

Bei den verschiedenen Festen, die die Trägereinrichtung des Kindergartens im Laufe des Jahres veranstaltet, war ich schon immer gerne dabei gewesen. Eine große und liebevolle Gemeinschaft, in der Menschen mit Behinderung einen Platz in der Gesellschaft finden. Gleichzeitig war es mir auch irgendwie unangenehm – dieser direkte Kontakt zu den teilweise schwer behinderten Kindern und Erwachsenen. Es waren nur kurze Momente, doch die flüchtigen Eindrücke aus dem Vorübergehen, aus der „sicheren" Distanz, blieben in meinem Kopf.

Und aus der Nähe betrachtet? Da habe ich vermutlich weggeschaut. Aus Angst. Aus Unwissenheit. Aus Unsicherheit. Wenig später war ich ja wieder in meiner heilen Welt. Und so blieb ich einfach unwissend. Es entstanden über die Jahre hinweg lediglich schwammige Bilder in meinem Kopf, die ich mit dem Wort „Behinderung" assoziierte:

Rollstuhl, Windeln, Spastiken, auffällige Verhaltensweisen, ein fremdbestimmtes Leben. Betreut und versorgt in speziellen Einrichtungen wie dieser hier. Im besten Falle beschäftigt in einer Behindertenwerkstatt. Neben den körperlichen Einschränkungen war der Begriff „Behinderung" für mich immer auch bezogen auf die geistige Entwicklung. „Das übliche eben". Das, was ich in meinem bisherigen Leben an Eindrü-

cken so mitgenommen hatte. Ganz ehrlich? Ich hatte einfach
keine Ahnung.

Meine Gedanken und Gefühle überschlugen sich ...

Aber was wäre denn dann? Was, wenn unser Kind wirklich
behindert zur Welt kommt? Ich kann diesen Gedanken doch
nicht einfach ausblenden! Ich muss mir doch wenigstens einmal
Gedanken über diese Frage gemacht haben! Was wäre denn,
wenn wir eine niederschmetternde Diagnose bekommen oder
bei der Geburt irgendetwas schiefläuft? Was, wenn unsere
Träume von einem süßen, gesunden Baby sich einfach in Luft
auflösen? Ich möchte mir gar nicht ausmalen, was das im Detail
bedeutet. Zu groß ist meine Angst davor. Erst recht jetzt, wo ich
Christians Meinung kenne. Aber was bedeutet das für uns? Für
unser Kind? Für uns als Paar? Als werdende Eltern? Für mich
persönlich? Haben wir denn als kleine Familie nur eine Chance,
wenn unser Kind gesund zur Welt kommt?

Dieser Gedanke ließ mich kurz erstarren und fuhr mir durch
den ganzen Körper. Nie zuvor hatten wir über dieses Thema
gesprochen, und plötzlich brachte es mich fast zur Verzweiflung.

Am liebsten möchte ich laut schreien oder weinen. Die Hilflosig-
keit aus mir herauslassen. Die Unsicherheit über das, was uns
in ein paar Monaten erwartet, irgendwie ersticken. Ich möchte
weglaufen und fliehen vor dem, was da gerade auf mich zurollt.
Doch wohin? Ein Zurück gibt es nicht mehr. Nun geht es nur
noch nach vorne. Mitten hinein ins Leben. Und eins ist sicher:
Wenn unser Kind behindert wäre, dann würden wir das auch

irgendwie schaffen. Ganz bestimmt! Dass es nicht leicht würde,
ist mir schon klar. Doch ich will, dass wir es schaffen! Weil ich
unser Kind schon jetzt unendlich liebe!

Gleichzeitig musste ich auch einfach mal aussprechen, was mich vielleicht selbst ein wenig überrascht hatte: Dass die wenigen Wochen, die das ungeborene kleine Wesen in meinem Bauch verbracht hatte, bereits ausreichten, um eine solch intensive Bindung aufzubauen. Allein zu wissen, dass in meinem Bauch dieses noch so zarte kleine Leben heranwuchs, dessen winzig kleines Herz schon seit der dritten Schwangerschaftswoche schlug und das auf den Ultraschallbildern schon so „ganz" wirkte – das weckte meinen Beschützerinstinkt. Und spätestens bei den ersten zarten Tritten war es eben *mein* Kind, nein, *unser* Kind. Meine Muttergefühle waren so stark, dass für mich klar war: Dieses Kind würde leben! Und ich würde es bedingungslos lieben!

Heute weiß ich, warum mich diese Frage um ein behindertes Kind schon so früh so stark berührte. Warum ich so eine diffuse Sorge spürte, ohne dass ich sie wirklich greifen konnte.

„Hauptsache, das Kind ist gesund"

Dieses Gespräch zwischen Christian und mir blieb das einzige dieser Art. Nachdem sich meine Gedanken und Gefühle beruhigt hatten, versuchte ich, mich wieder auf die vielen schönen Seiten meiner Schwangerschaft zu besinnen. Schließlich wollte ich diese einmalige Zeit mit unserem ungeborenen Kind intensiv genießen, diese wenigen Monate, in denen ich mit meinem Kind so eng verbunden war, wie ich es nie mehr wieder sein würde. Ich wollte die Momente unserer Zweisamkeit tief in meinem Herzen spüren und dieses unglaubliche Gefühl von Liebe erleben und in mir aufsaugen. Doch auch, wenn ich es noch so sehr wollte: Es gelang mir nicht immer. Je weiter mein Babybauch wuchs, umso größer wurde auch diese seltsame Unruhe, die sich tief in meinem Inneren entwickelt hatte und die ich nicht genau zuordnen konnte. Immer häufiger spürte ich, wie mein Bauch auf jede noch so kleine Anspannung reagierte und schmerzte. Und jedes Mal diese Sorgen...

Ob mit dem Baby alles in Ordnung ist? Dieses ständige Ziehen, dieses seltsame Gefühl... das kann doch nicht gut sein! Was tue ich diesem kleinen Wesen eigentlich damit an – mit all dem Stress und der Anspannung?! Ich muss einfach viel ruhiger werden! Viel entspannter. Was, wenn das Baby nicht richtig versorgt wird? Wenn es sich nicht richtig entwickelt? Wenn doch nur schon die nächste Untersuchung wäre...

Die regelmäßigen Vorsorgeuntersuchungen waren immer ein ganz besonderes Erlebnis, und die Abstände fühlten sich jedes Mal an wie eine Ewigkeit. Dann endlich war es soweit, und ich hatte wieder beruhigende Gewissheit. Zumindest rein rational. Die Ergebnisse waren unauffällig. Unser Kind entwickelte sich gut. Es gab also keinen Grund zur Sorge. Eigentlich.

Auch nicht an jenem Tag, als ich mit einem ganz mulmigen Gefühl in die Praxis kam. Christian war das erste Mal mit dabei. Mein Bauchgefühl sagte mir, dass irgendwas nicht stimmte. In den letzten Wochen war ich extrem angespannt und gestresst gewesen, der Bauch tat häufig weh. Das konnte das Baby doch nicht einfach so weggesteckt haben … Ich hatte Angst. Wovor genau, konnte ich gar nicht sagen. Es war einfach dieses ungute Gefühl, dass irgendetwas mit dem Kind nicht in Ordnung sein könnte. Während der Arzt mich untersuchte und tatsächlich nichts Auffälliges feststellen konnte, war ich noch völlig im Rausch der Erleichterung, als der Arzt plötzlich sagte: „Sehen Sie das hier?!" Ich wusste nicht, wovon er sprach. Ich hatte völlig vergessen, dass ja heute die Frage aller Fragen im Raum stand: Junge oder Mädchen? Ich erinnere mich nur noch, wie mein Mann plötzlich strahlte wie ein Honigkuchenpferd. So tief glücklich, erleichtert und gelöst. Er hatte sich immer schon einen Jungen gewünscht. Ich dagegen wusste in diesem Moment selbst nicht mehr, was ich mir eigentlich gewünscht hatte, denn für mich zählte gerade nur eins: Das Kind ist gesund! Ja, es ist gesund! Und mein Mann ist glücklich! Was wollte ich denn mehr?!

Ganz tief in meinem Inneren spürte ich, dass da noch mehr war. Zweifel, Ungewissheit, Sorgen. Irgendetwas war nicht in Ordnung. Mein Herz fühlte es bereits. Aber ich konnte es nicht greifen. Heute weiß ich, dass meine Sorgen, dass dieses seltsame Gefühl berechtigt war. Im Rückblick betrachtet wird so vieles klarer.

Es war ein sonniger Samstag im Juli, morgens früh um kurz nach halb neun. Vor wenigen Minuten hatte Noah das Licht der Welt erblickt. Eilig hatte er es. Sehr eilig. In der Morgendämmerung waren wir zuhause aufgebrochen und wussten, dass dies wohl ein ganz besonderer Sommertag werden würde. Nun – wenige Stunden später – lag ich im Kreißsaal und beobachtete, wie sich die Hebamme um dieses winzig kleine Wesen kümmerte. Christian stand direkt neben ihr und schaute ihr ganz genau zu. Da war er also – unser kleiner Schatz. Nur ganz langsam fing ich an, alles zu realisieren. Ich war so unglaublich erleichtert, dass wir es endlich geschafft hatten. Ohne Komplikationen. Ohne Zwischenfälle. Endlich war der kleine Mann da, gesund und munter. Auch mir ging es den Umständen entsprechend gut, und der frisch gebackene Papa? Der war mächtig stolz! Besser konnte es doch gar nicht laufen! Die erste Untersuchung hatte Noah auch schon gut überstanden. Also alles bestens. So hatten wir uns das immer gewünscht. Hauptsache, das Kind ist gesund, oder?! So oft schon hatte ich diesen Satz gehört – und jetzt war er Wirklichkeit geworden. Dass ich in einigen Monaten noch einmal mit diesem Satz konfrontiert werden würde, ahnte ich zu diesem Zeitpunkt noch nicht.

Das hatte ich mir irgendwie anders vorgestellt

Die kommenden Wochen waren anstrengend. Sehr anstrengend. Natürlich hatte ich mich darauf eingestellt, dass die erste Zeit nach der Geburt körperlich und seelisch eine große Herausforderung werden würde, doch *das* hatte ich nicht erwartet. Noch heute spüre ich diese Ratlosigkeit und Traurigkeit in mir, wenn ich andere frischgebackene Mütter beobachte, wie sie ihren Alltag meistern und dabei so zufrieden scheinen. Ich sehe ihnen die Liebe zu ihrem Kind förmlich an – diese wundersame Bindung zwischen Mutter und Kind. Sie lässt selbst völlig übermüdete junge Frauen mit dunklen Augenringen und ungekämmten Haaren so wunderschön erscheinen. Immer wieder staune ich über diese Mütter, die schon wenige Tage und Wochen nach der Entbindung scheinbar so souverän durch ihr neues Leben gehen. Wie gerne wäre auch ich voller Energie und Mutterglück in meinen neuen Alltag gestartet, so wie ich es bei den anderen Müttern wahrgenommen habe.

Aber bei uns war vieles anders. Nicht nur der Schlafmangel und das Hormonchaos machten mir zu schaffen. Es waren vor allem die großen Ängste und Sorgen, die starke innere Unruhe und dieses Engegefühl auf der Brust. Nur vier Tage nach der Entbindung lag ich mit Atemnot und Herzrasen wieder im Krankenhaus, wo mir die Ärzte nach diversen Untersuchungen ohne klinischen Befund eine logische Erklärung für meine Beschwerden geben konnten: postpartale Angsterkrankung. Die Empfehlung: Eine mehrwöchige stationäre Behandlung. Für mich unvorstellbar! Nicht jetzt, wo ich doch gerade mein erstes Kind bekommen hatte und diese besondere Zeit genießen wollte! Ich war verzweifelt:

Soll das jetzt also diese glückliche Zeit nach der Geburt meines ersten Kindes sein? Die Zeit, auf die ich mich wie jede Mutter so gefreut habe? Gemeinsam kuscheln, stillen, dieses kleine süße Wesen einfach nur anschauen, sich gegenseitig kennenlernen, ankommen in der neuen Rolle als Mutter. Stattdessen liege ich in der Frauenklinik und fühle mich gerade wie eine totale Versagerin. So richtig glauben kann ich es immer noch nicht, dass ich vor wenigen Tagen ein Kind zur Welt gebracht habe. Mein Kind, das ich manchmal noch nicht einmal bei seinem Namen nenne, sondern nur „das Baby". Mein Kind, das mir immer noch so fremd ist. Irgendwie habe ich mir das anders vorgestellt. Da liege ich nun, alleine. Eine frisch gebackene Mutter, ohne ihr Kind. Neben mir im Zimmer liegt eine junge Frau, die bereits vor zwei Wochen entbunden hat – ihr Kind liegt im Beistellbettchen neben ihr und schläft friedlich. Wie all die anderen Mütter ist sie für ihr Kind da, während ich darauf warte, dass Christian am Nachmittag für einen kurzen Besuch mit Noah vorbeikommt. Eigentlich sollte ich diejenige sein, die sich um unser Kind kümmert. So hatte ich mir das zumindest vorgestellt. Stattdessen ist jetzt Christian für Noah da, weil ich weder körperlich noch psychisch dazu in der Lage bin. Was bin ich nur für eine Mutter ... Ich weiß, dass ich ein ängstlicher Mensch bin, aber nach der Geburt erkenne mich selbst nicht wieder. Ich bin mir völlig fremd geworden. Und jetzt soll ich für mehrere Wochen in fremder Umgebung mit fremden Menschen behandelt werden? Nein, unvorstellbar! Ich erkenne zwar den Ernst der Lage, aber DAS bringe ich nicht fertig.

Da es mir zum Glück selbst überlassen blieb, entschied ich mich gegen die Behandlung. Um meine Symptome zumindest etwas zu lindern, bekam ich vorübergehend starke Medikamente, die auch relativ bald Wirkung zeigten. Meine innere Anspannung mit all ihren Begleiterscheinungen ließ nach und ich wurde langsam ruhiger. Fast schon zu ruhig. Ich fühlte mich oft wie in Trance, wie gelähmt und kann mich an viele Dinge im Nachhinein gar nicht mehr wirklich erinnern. Das macht mich bis heute traurig. Diese so wertvolle und unwiederbringliche erste Zeit des gegenseitigen Kennenlernens – sie war geprägt von Ängsten, von Unruhe und vor allem: von der Beschäftigung mit mir selbst. Anstatt mich voll und ganz der Liebe zu meinem Kind hinzugeben und diese besondere Zeit ganz in Ruhe zu genießen, war ich einen Großteil der Zeit damit beschäftigt, mit mir selbst klarzukommen. Endlich bei mir selbst anzukommen. Die Sorgen und Ängste loszulassen, mein neues Leben endlich anzunehmen – auch mit allen Unwägbarkeiten, die es gegeben hatte. Es brauchte viel Zeit und Geduld. Die Bindung zwischen Noah und mir – sie entwickelte sich nur sehr zögerlich. Und so dauerte es sehr lange, bis ich mich mit dieser neuen Rolle des Mutter-Seins verbunden fühlte.

Aber – und das war die Hauptsache: Noah ging es gut. Er war ein ruhiges und zufriedenes Baby. Alle zwei bis drei Stunden brauchte er sein Fläschchen und zwischendurch immer wieder viel Schlaf. Dann war die Welt in Ordnung. Dabei spielte es auch keine Rolle, wer sich um ihn kümmerte: Mama, Papa, Oma oder Opa – solange er gut versorgt wurde, war er zufrieden. In dieser Beziehung war Noah von Anfang an wirklich pflegeleicht. Ein fröhliches Kind eben, das mit jedem gerne lachte. Doch irgendetwas trübte dieses Glück. Ich wurde das Gefühl nicht los, dass Noah mich gar nicht vermisste, wenn ich nicht da war. Oder bildete ich mir das nur ein? Sollte ich nicht einfach dankbar sein, dass es so herrlich unkompliziert und einfach für uns Eltern war?

Stattdessen nahm dieses merkwürdige Gefühl immer mehr Raum ein. Mit der Zeit fiel mir etwas auf: Während ich bei anderen Müttern beobachten konnte, wie sich ihre Babys an sie schmiegten und so glücklich und zufrieden schienen, hatte ich das Gefühl, dass Noah diese intensive körperliche Nähe gar nicht brauchte. Dass sie ihm regelrecht unangenehm war. Oft habe ich die anderen Mamas beneidet – um diese enge Bindung zu ihren Kindern. Ich wollte auch dieses Gefühl erleben, wenn sich mein Baby nach mir verzehrt, mit mir schmusen möchte und wir beide wie eine Einheit in Ruhe miteinander verbunden sind. Stattdessen fühlte ich mich oft austauschbar, einfach ersetzbar. War das vielleicht die Quittung dafür, dass die ersten Wochen bei uns so schwierig verlaufen waren? War ich vielleicht selbst schuld daran?

Irgendwie hatte ich mir das alles anders vorgestellt. Die ersten Wochen sowieso. Aber auch nach dieser ersten schweren Zeit hat sich die Beziehung zu Noah irgendwie anders entwickelt, als ich das immer geglaubt hatte. In der Schwangerschaft waren wir ein Herz und eine Seele – wir zwei –, niemand konnte uns trennen. Und jetzt, wo mein Kind auf der Welt ist, bin ich tatsächlich auf eine gewisse Art und Weise ersetzbar. Es fühlt sich merkwürdig an. Wo ist denn diese enge Bindung, von der jeder spricht? Dieses untrennbare Band zwischen Mutter und Kind? So hatte ich mir das Muttersein irgendwie nicht vorgestellt.

Aber ich wusste auch, dass jedes Kind anders ist. Noah war eben einfach kein Mama-Kind. Also versuchte ich, das Ganze positiv zu betrachten: Ich konnte ihn jederzeit in vertraute Hände geben – und zwar ganz ohne schlechtes Gewissen. Kein herzzerreißendes Weinen, kein Abschiedsdrama. Das hätten sich andere Mütter vielleicht auch ab und zu mal gewünscht.

Endlich das Mutter-Sein genießen

Und so spielte sich alles ganz langsam bei uns ein. Meine anfängliche Unsicherheit und die Zweifel legten sich, und mit jedem Tag und jeder Woche, die vergingen, konnte ich die Zeit mit Noah mehr genießen. Mal abgesehen von dem elendigen Schlafmangel. Denn Durchschlafen war für Noah in den ersten Jahren ein Fremdwort – und für mich somit auch. Aber sein Lächeln und Glucksen und dieser zauberhafte Duft belohnten dann doch jeden Morgen aufs Neue für die durchwachten Nächte und die üblichen Muttersorgen. Ja, ich liebte meine Rolle als Mutter und Hausfrau. Endlich konnte ich das Mutter-Sein richtig genießen.

Immer wieder war ich ganz fasziniert von der Entwicklung eines so kleinen zarten Wesens. Ich liebte es, Noah zu beobachten, und freute mich über jede noch so kleine neue Besonderheit. Eine neue Bewegung, ein neuer Laut, eine neue Grimasse – alles hatte etwas so Zauberhaftes. Einen ganz besonderen Glücksmoment schenkte mir Noah, als er sieben Monate alt war: Ich hatte ihn in der Babytrage an mich gelegt, und während ich gerade dabei war, die Wäsche zusammenzulegen, kam ein sanftes „hmmmm" über seine kleinen Lippen. Zum ersten Mal in all den Monaten hatte ich das Gefühl, dass mich mein Kind wirklich brauchte, dass es meine Nähe gerade tatsächlich genoss. Unbeschreiblich, dieses Gefühl. Ich hätte schreien können vor Glück. Es waren genau diese kleinen Überraschungen, die mir immer wieder aufs Neue zeigten, wie wundervoll das Leben als Mutter doch sein konnte.

Besonders schön fand ich es, wenn wir uns mit anderen Mamas und ihren Babys verabredeten. Ich mochte es, mich mit Freundinnen bei einer Tasse Kaffee über all die Dinge auszutauschen, die uns als Mütter so beschäftigen. Vor allem war es so aufregend, die Kleinen zu beobachten – wie sie aufeinander reagierten, wie sie sich verhielten, ja – auch wie unterschiedlich sie waren. Und so kamen wir langsam in die Phase der gegenseitigen Vergleiche. *Wie weit ist deiner denn? Dreht er sich schon alleine? Schläft er denn schon durch?* Glücklicherweise gehörte ich zu den Müttern, die da recht entspannt blieben und sich nicht beunruhigen ließen, wenn sie feststellten, dass das eigene Kind vielleicht nicht ganz so weit war wie andere. Denn mir war völlig klar, dass sich jedes Kind anders entwickelt – jedes in seinem eigenen Tempo. Und das war auch gut so.

2.

Irgendetwas ist anders

„Vielleicht ist er einfach nur faul"

Als Noah fast acht Monate alt war, meldete ich uns für einen PEKiP-Kurs an. Jeden Dienstagvormittag um neun Uhr trafen wir uns mit sieben anderen Müttern und ihren Babys zu verschiedenen Bewegungsspielen und zum gegenseitigen Erfahrungsaustausch – angeleitet und begleitet durch unsere PEKiP-Leiterin. Genau das Richtige für uns, dachte ich mir. So konnte ich mich ganz regelmäßig mit anderen Müttern in einem lockeren und sehr vertrauten Rahmen austauschen und sicher noch das eine oder andere dazulernen. Gleichzeitig war es für unsere Kinder eine wunderbare Möglichkeit, neue Dinge zu erleben und zu entdecken. Zwei der Mamas kannte ich bereits, so dass ich mich von Anfang an sehr wohl fühlte in dieser Runde.

Schon beim ersten Treffen war ich ganz angetan. Nun konnte ich zum ersten Mal sehen, wie sich Noah in einer Gruppe von gleichaltrigen Kindern verhielt. Es war so spannend, ihn und die anderen Kinder zu beobachten. Vor allem aber war ich überrascht – hatte ich mir die Situation doch irgendwie anders vorgestellt. Während die anderen Kinder einfach drauf los robbten, alles anfassten und erkundeten, hielt sich Noah sehr zurück. Er schaute einfach nur zu, bewegte sich wenig. Eben einer von der ruhigen Sorte, dachte ich mir. Ich war ganz verzaubert von diesem ersten Eindruck. Hatte ich hier gerade einen Wesenszug, einen ersten klaren Charakterzug meines Kindes kennengelernt?

Auch in den folgenden PEKiP-Stunden zeigte sich Noah eher von der zurückhaltenden Seite, und es kristallierte sich mehr und mehr heraus, welche Kinder besonders aktiv und neugierig waren, welche sogar recht stolz ihren Willen durchzusetzen versuchten und welche eher zu den ruhigen Gemütern gehörten. So wie Noah. Er war vom vielen Spielen und den neuen Eindrücken, von den vielen Kindern und dem Geräuschpegel schnell erschöpft und brauchte immer wieder kurze Pausen und Rückzugsmöglichkeiten. Ein wenig abseits vom Getummel der anderen, ein Fläschchen – und alles war wieder gut. Dass er in der Entwicklung den anderen Kindern ein klein wenig hinterher war, beunruhigte mich nicht sonderlich.

Mit der Zeit wurde der Abstand jedoch größer – sowohl in der motorischen Entwicklung als auch im Verhalten. Während manche Kinder bald schon ihre ersten Gehversuche machten und neugierig den Raum erkundeten, lag Noah auf seiner Matte und beobachtete meist relativ unbeeindruckt das Geschehen. Auch unsere PEKiP-Leiterin hatte das bemerkt.

Doch sie fand immer wieder individuelle Spielmöglichkeiten und Ideen für Noah, die zu seinem Entwicklungsstand passten.

Die Wochen vergingen und bei jedem Treffen war ich aufs Neue überrascht, wie schnell sich die anderen Kinder mittlerweile entwickelt hatten. Gleichzeitig fühlte ich mich zunehmend bedrückt, ohne dass ich es konkret greifen konnte. Wir gehörten zu dieser Mutter-Kind-Gruppe dazu wie alle anderen. Und doch war irgendetwas anders. Es war ein unangenehmes, ein beunruhigendes Gefühl. Nun war ich also doch soweit, dass ich mein Kind mit anderen verglich. Dass ich genau hinschaute, was andere Kinder schon konnten, Noah aber noch nicht. Doch warum machte mir dieser Gedanke auf einmal Sorgen? Wo war meine Gelassenheit geblieben? Ich konnte es mir selbst nicht erklären.

Immerhin fand ich auch etwas Gutes an der Sache: Während manche Mütter schon ins Schwitzen kamen, wenn sie ihre Sprösslinge am Ende der Stunde anziehen wollten, lag Noah völlig entspannt – oder besser gesagt: teilnahmslos? – auf der Matte und ließ alles über sich „ergehen". Selbst wenn andere Kinder ihrem Unmut Luft machten und damit eine ganze Kettenreaktion auslösten – Noah schien das nicht weiter zu stören. Und aus Solidarität mit anderen wurde schonmal gar nicht geweint! Das holte er dann lieber zuhause nach, wenn die Erschöpfung herauskam. Wenn er nicht schon vorher eingeschlafen war.

Irgendwann konnte ich den Entwicklungsrückstand bei Noah nicht mehr leugnen. Es war einfach zu offensichtlich. Und das nahmen natürlich auch die Menschen in unserem Umfeld wahr. „Vielleicht ist er einfach nur ein bisschen faul!", versuchten uns einige zu beruhigen. Ich mochte diesen Satz nicht, konnte aber auch nicht genau sagen warum. War Noah wirklich einfach nur „faul"? Oder machten wir es uns damit nicht etwas zu einfach? Mein Gefühl sagte mir, dass es mehr war als das. Aber ich hatte keine Ahnung *was*.

Gleichzeitig gab es zuhause und im gewohnten Umfeld immer häufiger Situationen, in denen uns auch sein Verhalten auffiel. Immer wieder ging mir diese eine Frage durch den Kopf: *Wie lange kann man ein Kind eigentlich als ruhig und entspannt charakterisieren, und ab wann ist dieses Verhalten tatsächlich auffällig?* Die Frage wurde zu meinem stetigen Begleiter.

Noah zeigte so wenig Interesse an dem, was um ihn herum geschah. Seine Welt spielte sich in einem Radius von maximal einer Armlänge ab. Alles andere interessierte ihn nicht. Er hatte überhaupt keinen Entdeckertrieb, keine kindliche Neugier, kein Interesse, etwas zu erkunden, zu erforschen, nichts. Er war einfach nur zufrieden an seinem Platz. Er bewegte seine Spielsachen vor seinem Gesicht hin und her, klopfte immer wieder mit seinen kleinen Fäusten auf den Untergrund, erkundete vielleicht mal den Teppich oder andere weiche Materialien, fasste sie immer wieder an und streichelte sie. Aber mehr Interesse war da nicht. Wir mussten nie befürchten, dass er Schränke ausräumte oder irgendwo hinaufkrabbelte. Er bewegte sich kein Stückchen. Nicht nur, weil er es noch nicht konnte, sondern weil es ihn auch einfach nicht interessierte.

Doch eine Sache machte mich besonders traurig: Noch nie hatte Noah die Arme nach mir ausgestreckt. Noch nie gewunken. Er zeigte einfach kein Verlangen nach mir als Mutter. Brauchte er mich denn gar nicht? Hatte er nie das Bedürfnis, von mir auf den Arm genommen zu werden? War er wirklich einfach nur zufrieden? Es war irgendwie seltsam. Er war so teilnahmslos.

War er *wirklich* nur *faul*?

Ich spüre, dass da mehr sein muss

Bei der nächsten Vorsorgeuntersuchung beim Kinderarzt bekam ich die Antwort auf meine Frage. Mit seinen elf Monaten war Noah in einem Alter, in dem die meisten Kinder schon sitzen, krabbeln und mit Hilfe stehen können. Manche fangen sogar schon an, die ersten Schritte zu machen. Noah konnte gar nichts davon. Tatsächlich bestätigte mir unser Kinderarzt nun zum ersten Mal, dass Noah eben *nicht* „einfach nur faul" war. Er war ganz einfach zu langsam entwickelt. Jetzt hatten wir es also schwarz auf weiß: Motorische Entwicklungsverzögerung. Der Arzt verschrieb uns Physiotherapie nach Vojta und wollte sich unseren kleinen Mann in zweieinhalb Monaten noch einmal anschauen. Dann würde sich zeigen, was die Physiotherapie gebracht hatte. Ob ich daran glaubte, dass uns das weiterhelfen konnte? Ich weiß es nicht mehr. Wir taten einfach das, was uns empfohlen wurde. Wer weiß, vielleicht holte Noah seinen Rückstand ja wieder auf. Vielleicht hatte ich das wirklich geglaubt. Oder zumindest gehofft.

Neben seiner langsamen Entwicklung kam eine weitere Auffälligkeit hinzu. Es war auf einer Familienfeier. Beim Abendessen musste sich Noah plötzlich und völlig unerwartet übergeben. Schon als kleines Baby hatte er oft gespuckt, und auch in den vergangenen Monaten war ich immer sehr behutsam mit ihm, wenn er gerade seine Flasche getrunken hatte. Aber *das* war jetzt doch etwas anderes. Er saß auf meinem Schoß und hatte gerade etwas Brot und Obstbrei gegessen, als er plötzlich alles wieder erbrach. Mein erster Gedanke: „Bitte nicht! Bitte jetzt kein Magen-Darm-Infekt!" Das hatten wir bisher noch nie, und ausgerechnet an diesem Wochenende war Christian mit seinen Jungs zum Wandern gefahren. Ich hatte wirklich wenig Lust, ein krankes Kind mit Magen-Darm-Grippe alleine zu versorgen.

Doch Noah war fit. Keine Anzeichen von Fieber, Unwohlsein und anderen Beschwerden. Seltsam. Zuhause ging es weiter: nach dem Fläschchen am Abend erbrach er wieder. Und auch in den kommenden Tagen musste er sich immer wieder übergeben – nach dem Fläschchen, während dem Essen oder auch kurz darauf. Ansonsten ging es ihm aber gut. Auch der Kinderarzt konnte sich das Phänomen nicht erklären.

Seitdem gehörte das regelmäßige Erbrechen zu unserem Alltag dazu. Mal mehr, mal weniger. Die Waschmaschine lief auf Hochtouren, weil Noah die Gabe hatte, wirklich jeden günstigen Moment zu nutzen, um Bettdecken, Schlafsäcke, Bettlaken, Kissen und natürlich sämtliche Kleidung in Mitleidenschaft zu ziehen. Doch nach einiger Zeit hatte ich den Dreh raus und konnte Noahs Gesichtsausdruck meist rechtzeitig und richtig deuten, um gekonnt eine Schüssel bereit zu halten.

Die Tage vergingen, und es war einfach nicht zu übersehen, dass Noah „anders" war. Auch wenn niemals ein offenes Wort darüber fiel: Ich war mir sicher, konnte es regelrecht spüren, dass es auch unseren Familien nicht verborgen blieb. Und dennoch machten wir alle weiter wie immer. Niemand sprach uns darauf an. Niemand machte uns Druck, ob wir denn nicht mal zum Arzt gehen wollten. Noah gehörte einfach dazu, so wie er war: der Sonnenschein der Familie.

Die erste konkrete Vermutung

Es war kurz vor Noahs erstem Geburtstag. Ich hatte ihn vor wenigen Minuten für seinen Mittagsschlaf hingelegt und saß noch beim Essen am Tisch, als mir wie aus dem Nichts heraus plötzlich ein Gedanke durch den Kopf schoss. Dieser eine Begriff – völlig unvorbereitet und unerwartet war er da. Als hätten sich plötzlich alle Puzzleteile zu einem Ganzen gefügt, das nun einen Namen bekam.

Autismus.

Ich weiß bis heute nicht, wie ich in diesem Moment darauf kam. Hatte ich in den letzten Wochen bereits eine Ahnung gehabt, die sich nur noch nicht nach draußen getraut hatte? Die jetzt ihren Weg in mein Bewusstsein gefunden hatte? Oder hatte ich unterbewusst alle Puzzleteile nach und nach zusammengefügt und in diesem Moment das Ergebnis gesehen? Es war Schock und Erleichterung zugleich. Schock, weil dieser Begriff sofort Ängste schürte. Erleichterung, weil die vielen Auffälligkeiten endlich einen Namen bekamen.

Autismus.

Ich kannte mich bis zu diesem Zeitpunkt nicht wirklich gut mit diesem Thema aus, aber ich wusste genug, um das Verhalten von Noah dem zuordnen zu können. Mir wurde ganz komisch. Innerhalb weniger Sekunden drang dieser eine Gedanke immer weiter in mein Bewusstsein vor. Je klarer er wurde, umso mehr Angst machte er mir. Mein Bauch fing an zu kribbeln und eine unangenehme Nervosität stieg in mir auf. Was bedeutete das eigentlich – Autismus? Und was könnte das für *uns* bedeuten? Ich musste mehr darüber wissen. Und zwar sofort! Ohne zu Ende zu essen, ließ ich meinen Teller stehen und ging zum Wohnzimmertisch, wo mein Handy lag. Ich löste die Tastensperre und ließ mich auf die Couch fallen. Ungeduldig gab ich den Suchbegriff ein: „Autismus Symptome". Die Liste mit Suchergebnissen war lang. Ich überflog die Inhalte verschiedener Links, und auf einmal wurde mir einiges klar. Viele Dinge, die mir in der Vergangenheit zwar aufgefallen waren, aber einzeln betrachtet noch keinen Grund zur großen Sorge machten, bekamen nun in der Summe eine ganz andere Bedeutung.

Als Christian von der Arbeit nach Hause kam, erzählte ich ihm von meinen Gedanken und von dem, was ich bisher hatte herausfinden können. Ich hatte eine Liste mit Symptomen ausgedruckt und mit einem Textmarker alles markiert, was auf Noah zutraf. Die Liste war lang – und fast komplett neonrosa angestrichen. Ich war regelrecht erschrocken. Es war so eindeutig, so scheinbar offensichtlich.

… reagiert nicht auf bestimmte akustische Reize … kratzt häufig auf bestimmten Oberflächen … streckt nicht seine Arme nach einer Bezugsperson aus … ist ein ruhiges Baby … zeigt nicht auf Gegenstände … zeigt wenig Interesse … spielt immer nur mit den gleichen Spielsachen … schlaffe Körperhaltung … langandauerndes Bewegen bestimmter Lieblingsgegenstände vor den Augen … Phasen von Apathie … motorische Erkundung der Umwelt gering … spricht keine Silben nach …

Christian schaute sich die Liste an. Immer wieder nickte er bestätigend und lächelte gequält. Wir waren beide ratlos. Und nun? Was sollten wir denn jetzt tun? Mit wem konnten wir darüber sprechen? Wer konnte uns helfen?

Mein erster Gedanke war: Unsere Hebamme! *Sie* könnten wir doch um Rat fragen. Sie hatte uns als Familienhebamme über ein ganzes Jahr hinweg betreut – sie hatte doch Noahs gesamte Entwicklung mitbekommen.

Allerdings war ihr scheinbar nie etwas dergleichen aufgefallen, und bisher hatte sie auch noch nichts von meinen Erzählungen als besonders auffällig eingestuft. Das machte mich nun doch etwas stutzig. Hatte ich ihr vielleicht nicht alles erzählt? Oder steigerten wir uns da gerade in etwas hinein, das völlig übertrieben war? In wenigen Tagen sollte unser letzter gemeinsamer Termin stattfinden. Ich würde sie einfach ganz direkt ansprechen. Vielleicht konnte sie uns ja irgendwie weiterhelfen.

Als es endlich soweit war, erzählte ich ihr von unserer Sorge. Von den vielen Dingen, die uns aufgefallen waren, die wir aber bisher nie thematisiert hatten und die wir vor allem nie in einem großen Zusammenhang betrachtet hatten. Ihre Reaktion war verständnisvoll und ruhig. Sie nahm unsere Sorgen ernst, blieb aber dennoch gelassen, was sich in diesem Moment auch beruhigend auf mich auswirkte. Sie gab uns den Rat, Kontakt mit der Frühförderstelle aufzunehmen.

Frühförderstelle… Davon hatte ich noch nie etwas gehört. Nun hatten wir also eine Anlaufstelle, einen konkreten Plan, einen nächsten Schritt. Es war dieser eine Schritt, dieser besondere Schritt – der erste Schritt in eine neue Welt.

Ich suchte im Internet nach den Kontaktdaten und kam auf die Website der Frühförderstelle. Mein Blick wanderte über die Seite, die Bilder, die Texte. Ein sympathischer Eindruck. Ein beruhigendes Gefühl. Gleichzeitig aber machten mir die Bilder und Worte Angst ...

Mein Herz klopfte bis zum Hals und meine Hände zitterten vor Aufregung, als ich die Nummer wählte. Es meldete sich eine nette Dame, und ich schilderte ihr mit belegter und unsicherer Stimme unsere Situation. Daraufhin bot sie mir an, gemeinsam mit Noah zu einem ersten persönlichen Kennenlerngespräch in die Frühförderstelle zu kommen. Alles weitere würde sich dann ergeben. Also vereinbarten wir einen Termin für Ende August. Das war in sechs Wochen.

Als ich aufgelegt hatte, war ich erleichtert. Erleichtert darüber, dass wir einen Termin hatten und dort sicher mehr erfahren würden. Gleichzeitig fühlte ich mich wie erdrückt. Denn jetzt hieß es Warten. Sechs Wochen warten darauf, dass es irgendwie weiter gehen würde. Sechs Wochen Ungewissheit.

Warten und Schweigen

Sechs Wochen können verdammt lang sein, wenn man auf etwas ganz Bestimmtes wartet. Doch das Schlimmste an dieser Zeit war für mich, dass ich mit niemandem über unsere Sorgen und Befürchtungen reden konnte. Denn wir waren uns einig, das Ganze zunächst für uns zu behalten. Oder besser gesagt: Christian hatte diesen Vorschlag gemacht. Er wollte vermeiden, dass wir unnötige Aufregung verbreiteten und mit unserem Verdacht eine große Welle lostraten. Auch wenn es mir schwerfiel: Ich musste ihm und vor allem mir selbst eingestehen, dass er recht hatte. Wenn wir jetzt in der Familie oder im Freundeskreis unseren Verdacht äußerten, würde es unweigerlich zu vielen Fragen und Diskussionen, zu Sorgen und Ängsten kommen. Wir müssten alles immer wieder durchkauen und erklären. Wollten wir das? Wollten wir das uns und unserem Umfeld antun? Was wäre, wenn sich unser Verdacht nicht bestätigen würde? Wenn die Sorgen unbegründet wären? Also war es doch vernünftiger, erst einmal gar nichts zu sagen und abzuwarten.

Ja, *vernünftiger* war es wohl, allerdings ist eine *vernünftige* Entscheidung für mich nicht immer auch die *beste*. Ich war es gewohnt, über Sorgen und Probleme zu sprechen. Mit der Familie, mit Freundinnen, mit engen Bezugspersonen. Ich war es vor allem gewohnt, *sofort* über Dinge zu sprechen. Und nun sollte ich „das alles" für mich behalten? Wie ein dunkles Geheimnis, das sich in mir breit machte und an mir nagte, das nach draußen wollte und einen großen Schatten über meine Tage legte. Dieses Geheimnis, mit dem ich mich so alleine fühlte. Noch heute spüre ich die Einsamkeit. Doch niemand konnte mir helfen. Ich war gefangen in unserem Schweigen. Sechs Wochen lang Schweigen. Sechs Wochen mit dem Gedanken daran, dass wir möglicherweise eine Diagnose bekommen würden, die unser ganzes Leben verändert. Sechs Wochen lang eine quälende Ungewissheit in mir. Und: Sechs Wochen lang Angst. Eine Angst, die mich fast erdrückte.

Es war vor allem die Angst davor, von meinem eigenen Kind zurückgewiesen zu werden. Denn seit ich mich näher mit dem Thema Autismus beschäftigte und dieser Verdacht im Raum stand, konnte ich Noahs Verhaltensweisen ganz anders einordnen und deuten. Eine Sache machte mir dabei besonders

Sorgen: Dass Noah so wenig Körperkontakt suchte, ja dass er ihn regelrecht abwehrte.

Ist das womöglich die Erklärung dafür, dass Noah keine Nähe zu mir sucht? Das, was ich schon von Anfang an wahrgenommen habe ... Je mehr ich darüber nachdenke, umso klarer wird dieses Bild. Dieser Eindruck. Und auch das Gefühl dazu. Es fühlt sich an, als seien ihm Berührungen und körperliche Nähe regelrecht unangenehm. Was, wenn er einfach nicht in der Lage ist, die Nähe zu mir auszuhalten? Diese Nähe, die ich mir so sehr wünsche? Was, wenn er mich immer wieder zurückweisen wird? Wenn ich ihm nie so nahekommen kann, wie es mein Mutterherz sich wünscht? Wenn zwischen uns diese Distanz bleibt und weiter wächst?

Ich lag im Bett und meine Gedanken kreisten. Neben mir das Kinderbett. Ich konnte Noahs Atem hören. Ganz gleichmäßig und ruhig. Vor meinem inneren Auge sah ich Bilder von uns beiden. Wie ich ihn umarmen möchte. Wie ich mich nach seiner wärmenden Nähe sehne. Und wie er mich immer wieder abweist. Wie er seine kleinen Arme abwehrend ausstreckt. Wie er seinen Kopf von mir wegdreht. Wie ich mich nach ihm sehne, so dass es mich innerlich fast zerreißt.

Ich will mein Kind kuscheln, küssen, umarmen, liebhaben, so wie jede Mutter. Was, wenn ich das niemals tun kann? Der Gedanke daran versetzt mir einen heftigen Stich ins Herz. Und ich weiß, dass ich diesem Schmerz ausgeliefert bin. Ich muss ihn aushalten – und zwar alleine –, bis wir mehr wissen.

Als die Tränen langsam anfingen zu trocknen, schlief ich ein.

Am nächsten Morgen versuchte ich wieder – wie jeden Tag, die Zeit mit Noah zu genießen und alle anderen Gedanken auszublenden. Ich wusste, dass dies eine ganz besondere Zeit war, die nie zurückkommen würde. Und ich wollte all die schönen Momente mit ihm ganz intensiv erleben und auskosten – jetzt, wo er doch noch so klein war.

Ein ganz besonderer Tag war Noahs erster Geburtstag. Mit viel Liebe hatte ich seit Tagen die Geburtstagsvorbereitungen getroffen. Von den Einladungskarten für die Familie über die Servietten bis hin zum Geschenkpapier – alles war aufeinander abgestimmt. Die Wohnung war geschmückt mit bunten Luftballons. Den Geburtstagskuchen und die kleinen Törtchen hatte ich noch am Vorabend liebevoll verziert. Der Geburtstagstisch war so wunderschön und kunterbunt dekoriert – mit vielen Smarties, zuckersüßen Geburtstagstörtchen, bunten Kerzen und natürlich den Geschenken. Ich war selbst schon ganz aufgeregt.

Und doch lag ein grauer Schleier über diesem Tag. Auch wenn Christian und ich nicht mehr oft über unser Geheimnis sprachen, spürte ich, dass es immer präsent war. Auch an diesem Tag. Eigentlich hätten wir ganz unbeschwert mit unserem kleinen Sonnenschein und unseren Familien feiern sollen, stattdessen drehten sich meine Gedanken immer wieder um dieses eine Thema.

Erst als die Geburtstagsgäste nach und nach eintrudelten, blieb keine Zeit mehr, um sich Sorgen zu machen. Ich war so beschäftigt und abgelenkt, dass ich das Ganze für einen Moment vergessen konnte. Leider hielt dieser Moment nicht lange an. Denn es war so offensichtlich, dass bei Noah irgendetwas *anders* war, und jetzt konnte es die ganze Familie noch einmal ganz deutlich sehen:

Während andere Kinder an ihrem ersten Geburtstag schon aktiv und neugierig die Welt erkunden, konnte Noah noch nicht alleine sitzen, nicht krabbeln, geschweige denn laufen. Doch es störte ihn auch gar nicht, schließlich hatte er gar kein großes Interesse an dem, was um ihn herum passierte. Er war einfach zufrieden in seinem Stühlchen. Wenn er auf sich aufmerksam machen wollte, fing er an zu lautieren wie ein kleines Baby. Wenn er Hunger hatte, musste ich ihn füttern – wie ein kleines Baby. Für mich und auch für Christian war das alles ganz selbstverständlich – es war unser Alltag. Doch für Außenstehende war es wohl eher irritierend. Auch für unsere Familien. Während ich damit beschäftigt war, Noah wie sonst auch zu füttern, ihm sein Fläschchen zu geben oder ihn umher zu tragen, wirkte mein Verhalten auf den einen oder anderen wahrscheinlich wie das einer ängstlichen Übermutter. Also versuchte ich gekonnt, mir nichts anmerken zu lassen und auch auf kleine spitze Kommentare nicht zu reagieren. Ich wollte alles so normal wie möglich wirken lassen. Bis heute weiß ich nicht, ob es mir wirklich gelungen ist.

Das Schweigen ist gebrochen

Wenige Tage nach dieser Geburtstagsfeier fing ich wieder an zu arbeiten – zunächst an drei Vormittagen pro Woche. Nach einem Jahr Elternzeit eine willkommene Abwechslung, auf die ich mich wirklich freute. Noah konnte in dieser Zeit bei meiner Mutter bleiben – ein großes Glück für uns alle.

Es war ein Donnerstag im August, als ich nach der Arbeit bei meinen Eltern klingelte. Meine Mutter saß gerade mit

Noah am Tisch und fütterte ihn. Ich setzte mich dazu, und wir unterhielten uns ein wenig. Wir sprachen über dies und das, über meine Arbeit und wie der Vormittag mit Noah verlaufen war. Irgendwann spürte ich, dass das Gespräch eine seltsame Wendung nahm. Ich erinnere mich nicht mehr an die genauen Worte meiner Mutter. Ich weiß nur, dass sie sie sehr bedacht wählte. Sehr vorsichtig. Und plötzlich erkannte ich, in welche Richtung sie das Gespräch lenkte.

Wir wussten mittlerweile alle, dass Noah so gut wie keine Emotionen zeigte, wenn ich ihn zu meinen Eltern brachte und ohne ihn wieder gehen wollte. Kein Abschiedsdrama. Kein Weinen. Kein trauriger Blick. Noch nicht mal eine bewusste Verabschiedung. Kein Winken. Nichts. Und genauso verlief es jetzt jeden Morgen, wenn ich ihn vor der Arbeit zu meiner Mutter brachte. Er schien so gleichgültig, so regungslos, als wäre es ihm völlig egal, ob ich da war oder nicht. Auch wenn es nichts Neues war: Es war immer wieder ein befremdliches Gefühl. War ich so einfach austauschbar? Mit einem aufgesetzten Lächeln stieg ich jeden Morgen ins Auto und versuchte auf der Fahrt zur Arbeit, die ganze Sache positiv zu sehen: Entspannter konnte der Tag doch nicht beginnen. Welche andere berufstätige Mutter konnte schon so stressfrei und gut gelaunt durchstarten?! Und doch versetzte es mir immer wieder einen kleinen Stich ins Herz.

Auch wenn ich bisher versucht hatte, mich irgendwie mit dieser Situation zu arrangieren und den Seelenschmerz wegzulächeln – jetzt war der Moment gekommen, in dem ich mit der Wahrheit konfrontiert wurde. Mit den Gefühlen, die ich so oft zu verdrängen versucht hatte. Jetzt konnte ich es nicht mehr schönreden. Auch nicht vor meiner Mutter. Denn *sie* war es, die das Thema nun auf den Tisch brachte. Vorsichtig, aber dennoch direkt. Ihre Mimik und ihr Tonfall wirkten ernster als sonst, und ich konnte spüren, dass auch sie sich Sorgen machte. Ich wusste sofort, worauf sie hinauswollte. Nämlich auf das, was Christian und mich schon seit Wochen beschäftigte. Dass Noah irgendwie *anders* ist.

Es waren nur noch wenige Tage bis zu unserem Termin in der Frühförderstelle. Nur noch wenige Tage Schweigen. Sollte dieses Schweigen nun tatsächlich schon heute gebrochen werden? In diesem Moment wurde mir klar, dass wir jetzt Tacheles reden. Ich konnte meine Mutter mit dieser Sorge nicht einfach so stehen lassen. Und so erzählte ich ihr von unseren Vermutungen und Befürchtungen und auch von unserem Termin in der Frühförderstelle.

Im gleichen Moment konnte ich sehen, wie sich ihr Gesichtsausdruck etwas entspannte. Sie schien erleichtert, wenn auch immer noch besorgt. Immerhin: Das Eis war gebrochen. Endlich konnten wir offen sprechen. Sie erzählte mir, dass auch meinen Eltern schon seit einiger Zeit gewisse Dinge bei Noah aufgefallen waren, die sie stutzig machten: Seine verhaltenen Reaktionen gegenüber uns Eltern oder Großeltern, dass er so wenig körperliche Nähe suchte, sein fehlendes Interesse an der Umgebung und natürlich seine Entwicklungsverzögerung. Um uns nicht zu beunruhigen, hatten sie lange Zeit nichts gesagt. Bis zu diesem Tag.

Nun war es also raus. Endlich war das Schweigen gebrochen. Ich war erleichtert. Erleichtert, dass ich nun endlich darüber sprechen konnte und vor allem, dass ich meiner Mutter die Wahrheit sagen konnte. Dass ich mich nicht mehr verstellen musste. Und ich war froh, dass meine Mutter die erste war, mit der ich reden konnte. Als engste Vertrauensperson für mich und auch für Noah durfte sie es als erste wissen. Und natürlich war ihr und meinem Vater das alles nicht entgangen. Wie hatte ich das auch nur für einen Moment glauben können?!

3.

Der Weg zur Diagnose

„Er ist ein Frühförderkind"

Dann war er endlich da: Der Tag, auf den wir so lange gewartet hatten. Es war ein milder Spätsommertag, und Christian hatte sich extra Urlaub genommen. Um neun Uhr wollten wir mit Noah in der Frühförderstelle sein. So sehr ich mich auch auf diesen Termin gefreut hatte – jetzt war ich einfach nur noch nervös. Mein Herz klopfte bis zum Hals, und meine Hände waren ganz zittrig, als wir auf den Parkplatz fuhren. Nun gab es kein Zurück mehr, und ich war mir nicht sicher, was in diesem Moment überwog: die Angst vor dem, was jetzt kommen würde, oder die Erleichterung darüber, dass das Warten gleich ein Ende hatte.

Als wir in den Eingangsbereich kamen, spürte ich, wie sich meine Aufregung langsam ein wenig legte. Stattdessen: ein Gefühl von Geborgenheit. Obwohl alles um uns herum fremd und neu war für uns, strahlte der große, offene und freundliche Eingangsbereich so viel Wärme aus, dass ich wusste: Hier sind wir richtig.

Wenige Minuten später wurden wir von zwei Kolleginnen aus der Frühförderstelle empfangen. Die ältere der beiden, etwa Anfang 50, hatte schulterlanges aschblondes Haar und einen sonnengebräunten Teint. „Schön, dass Sie da sind!", sagte sie lächelnd und reichte mir zur Begrüßung die Hand. Ihre offene, natürliche Art strahlte eine solche Herzlichkeit aus, dass ich mich sofort sicher und aufgehoben fühlte. Ihre jüngere Kollegin war etwa Ende 20, hatte langes blondes Haar und begrüßte uns ebenso mit einem strahlenden Lächeln. Eine so herzliche Begrüßung und so wertschätzende Atmosphäre hatte ich überhaupt nicht erwartet. Ich konnte den beiden ansehen, dass sie mit Herzblut bei der Sache waren und sich auf das Gespräch mit uns freuten.

Sie nahmen uns mit in einen hellen, freundlich eingerichteten Besprechungsraum. In der Mitte stand ein großer Holztisch mit sechs Stühlen – an der rechten Wand eine überdimensionale Spiegelfläche. Nachdem wir alle Platz genommen hatten, erzählte uns die ältere der beiden über die Arbeit der Frühförderstelle und den weiteren Ablauf. Jetzt verstand ich auch, warum sie uns zu zweit empfangen hatten. Während wir uns in Ruhe mit ihr unterhalten konnten, würde ihre jüngere Kollegin mit Noah in den angrenzenden Nebenraum gehen, der hinter der Spiegelwand lag. Dort wollte sie in verschiedenen spielerischen Testsituationen sein Spielverhalten genauer beobachten. Noah konnte uns aber durch die Spiegelwand hindurch die ganze Zeit sehen, so dass wir ganz beruhigt sein durften. Ehrlich gesagt machte ich mir darüber auch keine Sorgen, denn ich wusste ja, dass Noah sich sehr gut von uns lösen konnte und sich schnell auf fremde Personen einstellte – erst recht bei einer so sympathischen jungen Frau.

„Na dann erzählen Sie doch mal", sagte nun die ältere der beiden, als ihre Kollegin mit Noah im Nebenraum verschwunden war. Endlich war der Moment gekommen, in dem wir alles offen aussprechen konnten, was uns in den vergangenen Wochen auf der Seele lag. Stück für Stück berichteten wir – angefangen von der Schwangerschaft über die Geburt bis hin zu den vergangenen Wochen und Monaten. Ich erzählte jedes kleine Detail, das uns aufgefallen war, alles, was uns Sorgen machte. Je mehr ich erzählte, umso mehr öffnete sich mein Herz. Endlich fanden all die Gefühle ihren Weg nach draußen. Mir standen die Tränen in den Augen. Die Dame der Frühförderstelle hörte einfach nur zu. Sie nickte hin und wieder, und ihr verständnisvoller Blick war ein Streicheln für meine Seele. Obwohl ich sie erst wenige Minuten kannte, schüttete ich ihr mein ganzes Herz aus.

Nach etwa 20 Minuten kam ihre Kollegin mit Noah auf dem Arm zurück in den Besprechungsraum. Während sich Noah wieder in seinen Buggy zurückziehen durfte, setzte sich die junge Frau zu uns an den Tisch und erzählte, was sie beobachtet hatte. Das Ergebnis war keine große Überraschung für uns. Es war genau das, was wir schon seit Wochen wahrgenommen hatten. Am Ende waren sich die beiden Kolleginnen einig: „Noah ist ein Frühförderkind."

Ohne den Begriff jemals vorher gehört zu haben, ahnte ich, was er bedeutete. Noahs Entwicklung war nicht altersgerecht. Noah war anders. Warum? Dazu konnten die beiden Kolleginnen nichts sagen. Sie waren schließlich Frühförderinnen und keine Ärztinnen. Die Diagnose Autismus bekamen wir an diesem Tag natürlich nicht. Im Nachhinein frage ich mich auch, was ich eigentlich erwartet hatte. Aber so viel war klar: In wenigen Wochen würde die Frühförderung für Noah beginnen. Dazu würden wir regelmäßig Besuch von unserer persönlichen Frühförderin bekommen, die zukünftig für Noah und unsere Familie zuständig war.

Für diesen Moment war alles gesagt. Ich war erleichtert und gleichzeitig erschöpft von diesem offenen und emotionalen Gespräch. Nun hatten wir also von fachkundiger Stelle eine klare Einschätzung, ja, eine Bestätigung bekommen, die wir auch nicht mehr verschweigen wollten. Endlich konnten wir offen über alles sprechen. Ein so befreiendes Gefühl. Endlich mussten wir uns nicht mehr verstellen und nichts mehr schönreden. Endlich bewegte sich etwas. Auch wenn für mich das Thema Autismus noch nicht ganz vom Tisch war und wir noch immer eine Erklärung suchten – es war zumindest ein Anfang gemacht.

Sind wir hier richtig?

Ich war nervös, als ich aus dem Auto stieg. Glücklicherweise hatte ich direkt vor dem Gebäude einen Parkplatz gefunden. Über dem Eingangsbereich stand in großen Buchstaben das Wort SEITENWECHSEL, das ich schon aus der Ferne gesehen hatte. Durch die Glasfront konnte ich einen ersten Blick ins Innere des Gebäudes werfen, wo das Eltern-Kind-Frühstück stattfinden sollte. Einige Familien waren bereits da, und ich atmete tief durch, um mich etwas zu beruhigen. Die Dame der Frühförderstelle hatte uns nach unserem Erstgespräch zu diesem Frühstückstreff eingeladen, und ich war gespannt, was uns hier erwarten würde. Ich schnallte Noah ab und setzte ihn in seinen Buggy, nahm meine Handtasche und die Wickeltasche und ging zügig zum Eingang.

Als wir in den großen Frühstücksraum kamen, wurde ich von der Menge an neuen Eindrücken fast erschlagen. Mamas und Papas, Babys, Kleinkinder und Geschwisterkinder, Mitarbeiter der Einrichtung bei den letzten Vorbereitungen... ein Wirrwarr aus Stimmen und klapperndem Geschirr... der Duft von frischen Brötchen, Kuchen und Früchtetee... und mittendrin die Dame aus dem Erstgespräch. Sie erkannte mich sofort und kam strahlend auf mich zu. Mit einer herzlichen Umarmung begrüßte sie mich, fast so, als kannten wir uns schon ewig. So viel Herzenswärme hatte ich gar nicht erwartet. Gemeinsam suchten wir nach einem geeigneten Platz für Noah und mich, und es dauerte auch nicht lange, bis auch die letzten Familien eingetrudelt waren. Da saßen wir nun – gemeinsam mit etwa zehn Müttern und Vätern und ihren Kindern an einem großen Tisch, liebevoll gedeckt mit einem kunterbunten Frühstück.

Hier hatte ich nun also die Möglichkeit, mich mit anderen Eltern auszutauschen, Kontakte zu knüpfen, Gleichgesinnte kennenzulernen. Allerdings war ich erst einmal damit beschäftigt, diese neue Situation auf mich wirken zu lassen. Ich wusste gar nicht, wo ich zuerst hinschauen sollte, mit wem ich mich unterhalten sollte. So viele fremde Gesichter, erste kleine Grüppchen, die angeregte Gespräche führten – und auf meinem Schoß Noah, der langsam etwas unruhig wurde. Ich kramte in der Wickeltasche nach seinem Fläschchen und der kleinen Thermoskanne und machte ihm seine Milch fertig. Während er genüsslich sein Fläschchen trank, konnte ich in Ruhe die Kinder und ihre Eltern um uns herum beobachten.

Dabei wurde mir relativ schnell bewusst, in welcher Gemeinschaft wir hier angekommen waren. Es fühlte sich an wie eine ganz eigene Welt. Es war diese besondere Gemeinschaft von Menschen, die mir früher verborgen geblieben war. Die einfach so weit weg war von uns. Und plötzlich war ich mittendrin. Ich konnte nicht mehr wegschauen. Wenige Plätze neben mir saß eine junge Mutter mit ihrem Sohn, etwa vier Jahre alt. Er lag in einem speziellen Buggy, offensichtlich schwerbehindert, mit einer Sonde versorgt. Eine Pflegerin kümmerte sich um ihn. Ich werde diesen Anblick nie vergessen. Es war genau das Bild, das ich früher mit dem Begriff eines „behinderten Kindes" assoziiert hatte. Ich erinnerte mich wieder an das Gespräch mit Christian. An die Frage, was wäre, wenn unser Kind behindert wäre… Einen Platz weiter saß eine junge Mutter mit ihrer kleinen Tochter. Ein quirliges Mädchen mit feinen blonden Haaren – und mit Down-Syndrom.

Auf einmal kam ich mir irgendwie fehl am Platz vor. Im Vergleich zu all den anderen waren unsere Probleme wahrscheinlich kaum der Rede wert. Noah sah man auf den ersten Blick doch nicht einmal an, dass irgendetwas *anders* war. Hatte ich die ganze Situation vielleicht viel zu sehr aufgebauscht? Sah ich alles viel zu pessimistisch und ängstlich, nur weil eben nicht alles ganz der Norm entsprach? Als dann die Mutter des schwerbehinderten Jungen davon erzählte, dass sie vor wenigen Wochen eine Flugreise mit ihrem Sohn gemacht hatten, traute ich mich gar nichts mehr zu sagen oder zu denken. Ich staunte nur noch darüber, wie die anderen Familien mit ihrer Situation umgingen. Wie sie ihr Leben lebten – ohne Wenn und Aber. So scheinbar völlig „normal". Und plötzlich schämte ich mich: Was waren denn unsere Sorgen im Vergleich zu denen der anderen?

Kurz darauf kam die Dame der Frühförderstelle zu uns – auf ihrem Arm ein kleines blondes Mädchen, so zart und zerbrechlich. Mir fiel sofort ihre rosafarbene Brille auf. Ich schätzte das Mädchen auf sechs oder sieben Monate. Tatsächlich war sie auch schon ein Jahr alt – genau wie Noah. Die Mutter der Kleinen saß schräg gegenüber, und als ich sie mir genauer anschaute, dämmerte es mir. Irgendwie kam mir ihr Gesicht bekannt vor. Hatten wir uns nicht schon mal irgendwo gesehen? Ihr ging es scheinbar ähnlich, und als wir wenig später ins Gespräch kamen, stellte sich heraus, dass wir uns wenige Tage vor der Geburt unserer Kinder bei unserer Hebamme getroffen hatten. Mit unseren riesigen Babybäuchen saßen wir damals nebeneinander am Boden des großen Kursraumes – umgeben von Gymnastikbällen, Matten und Stillkissen und mit Akupunkturnadeln in den Füßen. Und nun – über ein Jahr später, trafen wir uns wieder. Zufall? Oder Schicksal? Im Laufe unserer Unterhaltung kam ein ganz seltsames, ein zwiespältiges Gefühl in mir auf: So sehr ich mich über unser Wiedersehen freute, so traurig machte es mich auch. Denn die Kleine hatte schon so einiges mitmachen müssen. Bei ihr wurden zwei Gendefekte festgestellt, und schon kurz nach der Geburt hatte sie zwei Operationen über sich ergehen lassen müssen. Die Geschichte ging mir ans Herz, und es tat mir so leid, dass sich unsere Wege ausgerechnet hier und unter diesen Umständen kreuzten.

Und dennoch: Am Ende ging ich mit einem guten Gefühl nach Hause. Es war schön, ein bekanntes Gesicht unter den Eltern gesehen zu haben. Und wer weiß, vielleicht würden wir uns ja jetzt öfter hier begegnen.

Darauf war ich nicht vorbereitet

Am nächsten Tag hatten wir wieder einen Termin bei unserem Kinderarzt, der sich Noahs Fortschritte durch die Physiotherapie anschauen wollte. Nachdem er verschiedene Bewegungstests mit ihm gemacht hatte, wurde er nachdenklich. „Das gefällt mir noch nicht", sagte er ein wenig gedankenverloren, als spräche er mit sich selbst, während er weiter Noahs Beine hin und her bewegte. Aus seinen Worten konnte ich leichte Besorgnis heraushören. Die Physiotherapie hatte also keine wirkliche Verbesserung gebracht. Noahs motorische Entwicklung war nach wie vor deutlich verzögert, der Muskeltonus extrem schwach. Eine ernüchternde Erkenntnis. Und nun?

Ich erzählte ihm von unserer Vermutung und dem Gespräch in der Frühförderstelle. Auch wenn er nicht glauben wollte, dass wir es hier mit Autismus zu tun haben, merkte ich, dass auch er spürbar beunruhigt war. Sein sorgenvoller Blick verunsicherte mich.

Ich wusste, dass er ein absolut gewissenhafter Arzt war, der unseren Sorgen immer nachging, dass er aber kein Typ für unnötige Panikmache war. Doch so ernst, wie er die Sache gerade nahm, spürte ich, dass mehr dahinterstecken musste. Und schon im nächsten Moment wurde er deutlicher: „Ich würde das Ganze gerne einmal neuropädiatrisch abklären lassen. Am besten in der Kinderklinik."

Wie bitte? Kinderklinik? Neuropädiatrie? Das ging jetzt aber doch etwas schnell. Ich war überfordert. Was bedeutete das?

Er klärte mich auf. Für uns bedeutete das: Drei Tage Kinderklinik. MRT. EEG. Blutuntersuchung und diverse andere Tests. Ich nickte die ganze Zeit einsichtig, gab hin und wieder ein zustimmendes „hmm" von mir und versuchte, möglichst konzentriert und beherrscht zu wirken. Innerlich aber spürte ich meine Aufregung hochkochen. Mir wurde ganz flau im Magen, und mein Herz schlug immer heftiger. Ich musste unbedingt Christian anrufen ...

Doch bevor wir mit allen Unterlagen aus der Praxis entlassen wurden, wollte der Kinderarzt gerne selbst schonmal einen Ultraschall von Noahs Schädel machen. Jetzt sofort. Hier in der Praxis. Vielleicht bekämen wir ja hier schon einen ersten Hinweis auf eine mögliche Erkrankung oder eine Fehlbildung des Gehirns. In diesem Moment wurde mir bewusst, dass ich vielleicht in wenigen Minuten schon eine Nachricht bekommen könnte, die unser Leben von heute auf morgen komplett verändern würde. Auch wenn wir das die ganze Zeit doch schon ahnten – in diesem Moment war ich überhaupt nicht darauf vorbereitet.

Wir folgten ihm in das angrenzende Behandlungszimmer. Ich nahm Noah auf den Schoß und versuchte, ihn möglichst ruhig zu halten. Der Arzt verteilte das kalte Gel auf Noahs Kopf und bewegte den Schallkopf vorsichtig langsam hin und her. Noch bevor ich von meiner Angst überrollt werden konnte, dass mir gleich der Boden unter den Füßen weggerissen werden könnte, gab es schon wieder Entwarnung. Die Fontanelle war schon so weit zusammengewachsen, dass man nichts mehr erkennen konnte. An diesem Tag würden wir also kein Ergebnis bekommen. Vielleicht auch besser so. Wir verließen die Praxis mit den Einweisungsunterlagen für die Kinderklinik und machten uns auf den Heimweg.

Mittlerweile war ich dieses Gefühl schon gewohnt – diese innere Unruhe und Nervosität, das unangenehme Kribbeln im Bauch. Als sich die große automatische Tür zur Kinderklinik öffnete, überkam mich aber ein Gefühl, das neu war, das größer war. Es war Angst. Die Angst vor dem, was in den nächsten Stunden und Tagen auf uns zukommen würde. Ich fühlte mich hilflos und ausgeliefert. Auch wenn die Atmosphäre in der Kinderklinik nichts von dem „Bedrohlichen" hatte, was ich sonst mit einem Krankenhaus verband: Mir war bewusst, wo wir hier waren und vor allem *warum*.

Wir gingen zur Anmeldung, und wenig später saßen wir bereits vor dem Aufnahmezimmer und warteten auf die Schwester. Meine Mutter war an diesem Morgen mitgekommen, da Christian auf Geschäftsreise war und ich an diesem Tag nicht alleine sein wollte. Während sich meine Mutter mit Noah beschäftigte, versuchte ich, meine Aufregung irgendwie in den Griff zu bekommen.

Wenig später war es endlich soweit: Eine junge Kinderkrankenschwester begrüßte uns und bat uns zum Aufnahmegespräch. Nach etwa 15 Minuten hatten wir es geschafft – und meine Aufregung legte sich langsam. Zumindest für einen Moment. Dann hieß es wieder Warten. Herumsitzen und Nichtstun. Leere Zeit, die nicht enden wollte. Das nervöse Wippen meiner Beine und das Klopfen meiner Finger machten mich selbst ganz verrückt. Und immer wieder der Blick auf die Uhr. Langsam wurde auch Noah unruhig. In diesem Moment kam die Kinderärztin. Sie war noch sehr jung, so dass ich sie zunächst für eine Krankenschwester gehalten hatte. Wir gingen wieder in das Aufnahmezimmer, und nach einem gründlichen Check und einem kurzen Gespräch kam das, wovor ich schon die ganze Zeit Angst gehabt hatte: Blut abnehmen. Ich wusste, wie ungern sich Noah anfassen ließ. Ich mochte mir gar nicht ausmalen, wie die Ärztin und Schwestern ihm nun einen Venenkatheter legen wollten. Nach vielen Tränen und herzzerreißendem Geschrei hatte es die Ärztin tatsächlich geschafft, Noah den Zugang zu legen. Bis heute bleiben mir die fürchterlichen Bilder im Kopf...

Zwei Schwestern, meine Mutter und ich standen rund um die Krankenliege und versuchten gemeinsam, Noahs kleinen, aber starken Körper festzuhalten, damit die Ärztin mit ruhiger Hand die Ader treffen konnte. Das gute Zureden der Schwestern und der Ärztin, meine Versuche, ihn mit dem Schnuller und leichtem Streicheln zu beruhigen – es brachte alles nichts. Mit jeder Sekunde, die verging, wurde Noah energischer, wehrte sich mit Händen und Füßen, und so hatten wir mit fünf Erwachsenen tatsächlich Probleme, ihn festzuhalten. Auch wenn ich wusste, dass das hier alles sein musste, brach es mir das Herz, ihn so weinen und schreien zu sehen. Völlig aufgelöst und verzweifelt musste er alles über sich ergehen lassen. Und ich konnte ihm nicht helfen. Zum Glück sind diese Bilder im Laufe der Zeit ein wenig verblasst. Aber das Gefühl werde ich nie vergessen.

Als wir wenige Minuten später auf unser Zimmer durften, hatte Noah sich wieder beruhigt und war vom Weinen ganz erschöpft. Auch bei mir legte sich langsam die Aufregung, und der Adrenalinpegel sank. Jetzt hieß es erstmal durchatmen und wieder warten. Dieser Tag schien endlos, und die Warterei zog mir mehr und mehr Energie. Als es endlich Nachmittag war und wir zu unserem Gespräch in der Anästhesie und der Radiologie gerufen wurden, sah ich zumindest etwas Licht am Ende des Tunnels – wenigstens für diesen ersten Tag. Bald hatten wir es für heute geschafft. Bald wäre alles für die Untersuchung am nächsten Morgen vorbereitet und wir könnten diesen ersten Tag abschließen. Ich freute mich darauf, dass Christian bald noch einmal vorbeikommen würde und ich ihm von den Erlebnissen dieses Tages erzählen konnte. Und gleichzeitig hoffte ich, dass dieser Tag endlich zu Ende ging.

Als ich am Abend in dem flachen Beistellbett neben Noah liege und er endlich eingeschlafen ist, fühle ich mich erleichtert. Endlich haben wir diesen Tag hinter uns gebracht. Nun kann für wenige Stunden Ruhe einkehren. Die brauche ich auch. Ich bin erschöpft von all den Erlebnissen, den vielen Eindrücken und Gefühlen dieses Tages. Und ich weiß, dass am nächsten Tag noch einiges auf uns wartet. Beim Gedanken daran fängt mein Bauch wieder an zu kribbeln. Nach den Gesprächen vom Nachmittag in der Anästhesie und der Radiologie habe ich nun eine genauere Vorstellung von dem, was morgen passieren wird. Und das macht mir Angst. Unzählige Bilder rattern an meinem inneren Auge vorbei… wie ich Noah in fremde Hände gebe… wie man ihn in Narkose legt… so hilflos und zerbrechlich… Bilder von der Untersuchung im MRT… von Diagnosen und Befunden… bis hin zu schwammigen Vorstellungen von unserer ungewissen Zukunft… Mein Bauch kribbelt so heftig, dass ich das Gefühl habe, gleich platzen zu müssen. Mein ganzer Körper steht unter Anspannung. Das Gedankenkarussell dreht sich immer weiter, bis ich langsam müde werde und meine Kraft nachlässt, und ich schlafe vor Erschöpfung ein.

Am nächsten Morgen fühlte ich mich wie gerädert. Es war eine unruhige Nacht gewesen, und die Anspannung steckte mir immer noch in den Knochen. Gleichzeitig war ich einfach nur froh, dass es nun bald losgehen würde. Da Noah zu den jüngsten Patienten zählte, sollte er gleich morgens um halb neun abgeholt werden. Ich schaute auf die Uhr. Mittlerweile war es fast sieben. Noch eineinhalb Stunden also, die wir irgendwie überbrücken mussten. Mit jeder Minute, die verging, wurde Noah unruhiger. Er brauchte sein Fläschchen. Ich versuchte ihn abzulenken und zu beruhigen, aber es gelang mir nicht. Er nörgelte und quengelte, so dass auch bei mir die Nervosität stieg. Immer wieder schaute ich auf die Uhr. Es war kurz nach halb acht, als meine Mutter ins Zimmer kam. Jetzt war ich immerhin nicht mehr alleine. Sie stellte sich zu Noah ans Bett und sprach ganz leise und ruhig mit ihm. Für einen kleinen Moment erhellte sich seine Stimmung, und ich atmete durch. Aber es dauerte nicht lange, bis er wieder anfing zu jammern und zu schimpfen. Mir war natürlich klar, dass es schlimmere Szenen in einer Kinderklinik gab, aber in diesem Moment war das alles zu viel für mich. Unruhig lief ich im Zimmer auf und ab. Als die Tür aufging, kurze Hoffnung und Erleichterung, die aber nicht lange anhielt. Die Schwester wollte uns nur Bescheid geben, dass sich der ganze Zeitplan durch einen unerwarteten Notfall verzögern würde. In mir zog sich alles zusammen, mein Herz klopfte immer heftiger, und mein Bauch fing wieder an zu kribbeln. Diese innere Ungeduld, dieses verdammte Warten. Ich hatte das Gefühl, verrückt zu werden.

Um halb zehn war es endlich soweit. Die Schwester brachte den Beruhigungssaft, und innerhalb weniger Minuten entspannte sich die Lage – bei Noah und auch bei mir. Der Saft zeigte relativ schnell seine Wirkung. Mit einem Mal war Noah wie ausgewechselt – ein lustiges Kind, das gar nicht mehr aufhörte zu lachen und zu wanken. Ich glaube, er hatte mächtig Spaß. Aber nicht nur *er*, auch *ich* amüsierte mich köstlich, wenn auch eher widerwillig, schließlich wusste ich, dass mein Kind da gerade unter dem Einfluss von Medikamenten stand und das Ganze eigentlich nicht wirklich zum Lachen war. Und dennoch – ein wenig Aufmunterung tat in der Situation uns allen gut.

Gemeinsam mit einer Kinderkrankenschwester schob ich Noah in seinem Krankenbett durch die Gänge der Klinik bis hinunter in die Radiologie. Dort angekommen, sprach die Schwester noch kurz mit den Kollegen und ließ mich dann mit Noah in dem großen leeren Wartebereich zurück. Ich wusste nicht, ob ich lachen oder weinen sollte. Es beruhigte mich ein wenig, Noah so heiter und fröhlich zu erleben. Gleichzeitig war sein Anblick, ja die gesamte Situation, so bizarr, dass es mir schon wieder Angst machte. Als die Schwester aus der Radiologie kam, um Noah abzuholen, begleitete ich sie noch ein paar Schritte bis in den vorderen Untersuchungsbereich und gab Noah einen kleinen Kuss auf die Wange, bevor ihm ein Pfleger weitere Beruhigungsmittel spritzte und Noah innerhalb von Sekunden wegdämmerte.

Ich verließ den Raum und sah zu, wie sich die großen Türen langsam schlossen.

Da stand ich nun. Alleine. Hilflos – wie ein kleines Kind. Ich spürte einen Kloß im Hals. In meinem Kopf verschwommene Bilder von Noah in seinem Krankenbett ... von Schwestern und Ärzten, von Kanülen und Spritzen, dem Beatmungs-schlauch ... von meinem hilflosen Kind, was in Narkose liegt ... von fremden Menschen, die ihn untersuchen ... wieder dieses unangenehme Kribbeln im Bauch ... Ich musste hier raus. Mit schnellen Schritten ging ich die endlos scheinenden

Gänge zurück zum Aufzug und fuhr wieder nach oben auf die Kinderstation.

Langsam erahne ich die Tragweite

Endlich hatte das Warten ein Ende. Zumindest für diesen Moment. Gemeinsam mit der Schwester durfte ich Noah wieder im Aufwachraum abholen. Aus dem so fröhlich lachenden und albernen Kind war ein kleines erschöpftes Wesen geworden. Er lag in seinem großen Krankenbett und schlief ganz friedlich. Blass war er. Über seine rechte Hand war wieder das kleine bunte Söckchen gestülpt, damit er sich die Kanüle nicht herausziehen konnte. Ganz schlaff lagen seine Ärmchen neben ihm. Endlich hatte er es geschafft. Nun hieß es wieder Warten. Auf Ergebnisse. Auf weitere Untersuchungen. Auf neue Anhaltspunkte.

Am Nachmittag dann erste Erleichterung: Das MRT war unauffällig. Ich atmete tief durch. Der Oberarzt war persönlich zu uns aufs Zimmer gekommen, um uns die Untersuchungsergebnisse vom Vormittag mitzuteilen. Während meine Mutter sich mit Noah beschäftigte, der mittlerweile wieder wach geworden war, konnte ich mich voll und ganz auf das Gespräch mit dem Oberarzt konzentrieren. Die Untersuchung im MRT hatte keine Anhaltspunkte für eine Erkrankung oder sonstige Auffälligkeiten ergeben. Nun würden weitere Untersuchungen folgen, um hoffentlich irgendwann die Ursache für die Auffälligkeiten bei Noah zu finden.

Im Laufe unseres Gespräches erwähnte der Arzt eine Erkrankung, die mit typischen körperlichen Merkmalen einherging – ähnlich wie bei Noah: der offenstehende Mund, der vermehrte Speichelfluss, die leicht abstehenden Ohren, die hohe Stirn … all das könnte mit einer Veränderung auf dem X-Chromosom zu tun haben. Gleichzeitig würde dies auch die Entwicklungsverzögerung und die autistischen Züge erklären. Eine Flut an medizinischen Fachbegriffen prasselte auf mich ein und wirbelte durch meinen Kopf, doch nur wenige davon blieben hängen. Ich versuchte, mir wenigstens einzelne Begriffe zu merken, damit ich später nochmal ganz in Ruhe nachschauen konnte, von was wir hier überhaupt sprachen. Aber so viel stand fest: Wir waren gerade dabei, eine Krankheit nach der anderen auszuschließen, bis wir irgendwann ins Schwarze trafen und eine Antwort hatten. Bei aller Erleichterung über die ersten Ergebnisse des Vormittags wurde mir langsam klar, dass wir noch ganz am Anfang eines langen Weges standen. Wie dieser Weg aussehen würde, wusste ich nicht, aber ich spürte, dass noch einiges auf uns zukommen würde.

Am Abend bekamen wir unerwarteten Besuch: Ein Augenarzt der Klinik war gekommen und wollte Noah gerne genauer untersuchen. Ich verstand den Zusammenhang nicht ganz und hakte nach. Der Arzt erklärte mir, dass er nach einer besonderen Auffälligkeit im Auge schauen wollte – dem „kirschroten Fleck". Nur widerwillig ließ Noah die Untersuchung über sich ergehen. Aber immerhin: Der kirschrote Fleck konnte ausgeschlossen werden. Wieder Erleichterung – auch wenn ich zu diesem Zeitpunkt noch nicht wirklich wusste, was das überhaupt bedeutete. In all der Aufregung hatte ich den Arzt auch gar nicht weiter befragt. Erst abends, als Noah eingeschlafen war und ich im Dunkeln noch einmal im Internet nach einigen Begriffen schauen wollte, stellte ich mit Erschrecken fest, was das für uns und vor allem für Noah bedeutet hätte. Mir drehte sich der Magen um.

Der kirschrote Fleck auf der Netzhaut ... „typisches Symptom einer Fettstoffwechselstörung" ... „Tay-Sachs-Syndrom", bei dem die Lebenserwartung nur bei drei Jahren liegt ... Ich merke, wie mir übel wird. In Momenten wie diesem wird mir die Tragweite all dessen hier schmerzlich bewusst. Eigentlich müsste ich von Herzen erleichtert sein, dass diese Krankheit eben ausgeschlossen werden konnte, und das bin ich auch. Doch viel stärker spüre ich in diesem Moment mein Entsetzen, meine unendliche Traurigkeit, ja fast schon eine gewisse Fassungslosigkeit darüber, dass die Untersuchung vor wenigen Stunden auch anders hätte ausgehen können. Um mich zu beruhigen, schreibe ich im Dunkeln noch ein paar Nachrichten – Christian, meiner Schwester, ein paar Freundinnen. Ich lasse meine Sorgen hinaus in die Welt und tröste mich mit den lieben Worten, die zurückkommen, in den Schlaf.

Am nächsten Morgen folgte zum Abschluss noch ein EEG bei Noah, um seine Hirnströme zu messen. Glücklicherweise war auch dieses Ergebnis unauffällig. Damit waren vorerst alle Untersuchungen abgeschlossen. Wir hatten es geschafft! Auch wenn wir noch immer keine Ursache für die Auffälligkeiten gefunden hatten – jetzt war ich erst einmal erleichtert, dass wir es hinter uns hatten. Ich wollte einfach nur nach Hause.

Als ich mir am Abend ganz in Ruhe den vorläufigen Entlassungsbericht ansah, bekam ich wieder dieses unangenehme Kribbeln im Bauch. Mein Herzschlag wurde stärker, und ich musste tief durchatmen. Ich hatte das Gefühl, keine Luft zu bekommen. War es Aufregung? Nervosität? Angst? Wahrscheinlich von allem etwas.

Zwei Seiten gefüllt mit medizinischen Fachbegriffen, ersten Befunden, noch ausstehenden Untersuchungsergebnissen und den Empfehlungen der Ärzte. Ich arbeitete mich Zeile für Zeile durch den Bericht, und mein Bauchkribbeln und mein Herzschlag wurden immer stärker. Jetzt konnte ich noch einmal schwarz auf weiß lesen, was die vergangenen drei Tage alles ans Licht gebracht hatten. Die vorläufige Diagnose klang scheinbar harmlos: Entwicklungsverzögerung. Soweit waren wir ja schon. Dann: Stoffwechseldiagnostik, Befund wird nachgereicht. Molekulargenetik, Befund wird nachgereicht. Zwei Zeilen, die mich beunruhigten. Wieder warten. Wieder Ungewissheit. Mein Bauchkribbeln wurde immer stärker. Ich spürte eine Angst in mir, die mir sagte, dass das nichts Gutes heißen konnte.

Es folgten die Empfehlungen der Ärzte, die uns den weiteren Weg weisen sollten: Krankengymnastik und Logopädie. Anbindung an ein SPZ, ein Sozialpädiatrisches Zentrum. Zum Abschluss der Befund für das Schädel-MRT – eine Aneinanderreihung vieler medizinische Fachbegriffe, die ich alle einzeln im Internet nachlesen musste, um den Gesamtzusammenhang irgendwie zu verstehen. Ebenso eine lange Liste mit verschiedenen Blutwerten. Und das hier war nur der *vorläufige* Arztbericht! Ein ausführlicher Bericht sollte erst noch folgen! Für diesen Moment hatte ich, ehrlich gesagt, genug gelesen.

Wenige Tage später bekamen wir den offiziellen Arztbericht. Auch diesmal durchfuhr mich dieses unangenehme Kribbeln, und mein Herz klopfte bis zum Hals, als ich mich langsam durch die Zeilen hangelte. Jetzt wurde das Ganze schon etwas konkreter. Zum ersten Mal konnte ich schwarz auf weiß die Verdachtsdiagnosen lesen:

Angelmann-Syndrom.

Stoffwechselerkrankung.

Fragiles-X-Syndrom.

Da war es! Die Sache mit dem X-Chromosom. Davon hatte doch der Oberarzt gesprochen?! Mein ganzer Körper fing an zu kribbeln. Ich wusste nicht, ob ich schreien, weinen oder mich einfach zusammenreißen sollte.

Ich entschied mich dafür, mich zusammenzureißen, und machte mich gleich daran, die genannten Verdachtsdiagnosen zu recherchieren. Und tatsächlich konnte ich viele Übereinstimmungen zwischen den aufgeführten Symptomen und den Auffälligkeiten bei Noah entdecken. Was mir besonders ins Auge fiel, war die Tatsache, dass beim Fragilen-X-Syndrom häufig autistische Züge festgestellt wurden. Könnte das ein Hinweis sein …? Stopp! Ich versuchte mein Gedankenkarussell anzuhalten und mich abzulenken. In diesem Moment konnte ich ohnehin nichts anderes tun außer abzuwarten.

Warten auf eine Antwort

Wir wussten, dass es einige Zeit dauern würde, bis wir die Ergebnisse bekamen. Etwa sechs bis acht Wochen, hieß es. Sechs bis acht Wochen warten. Schon wieder warten. Ich war noch nie gut darin, zu warten. Abzuwarten und ruhig zu bleiben. Wie sollte ich auch ruhig bleiben, wo ich doch wusste, was auf uns zukommen könnte?! Schließlich hatte ich mich in der Zwischenzeit intensiv mit den verschiedenen

Verdachtsdiagnosen beschäftigt. Irgendwo in deutschen Kliniklaboren wurden gerade die Blut- und Plasmaproben von unserem Sohn untersucht. Er war ein Fall unter vielen anderen und Alltag für die Labormitarbeiter. Auf der anderen Seite aber waren wir als Eltern, als Familie, die auf diese Ergebnisse wartete, die unser Leben von Grund auf verändern könnten. Wie? Das konnte keiner wissen. Daher hieß es nun gleich dreimal: „Hoffen auf ein gutes Ergebnis." Auf einen negativen Befund.

Und dann? Was ist dann? Was ist, wenn die Verdachtsdiagnosen ausgeschlossen werden? Dann geht die Suche weiter – was auch immer das für uns bedeutet. Doch eins ist sicher: Ich will endlich eine Antwort! Aber welche Antwort erhoffe ich mir denn überhaupt? Wenn die Verdachtsdiagnosen ausgeschlossen werden – gibt es dann eigentlich noch die Hoffnung auf eine „bessere" Diagnose? Eine andere Erkrankung oder Behinderung, die „besser" wäre? Und überhaupt: Was heißt eigentlich „besser"? Für wen? Für unser Kind? Für uns als Eltern? Gibt es hier überhaupt ein „besser" oder „schlechter"?

In meinem Kopf herrschte das pure Chaos. Ich hoffte einfach nur, dass es „nichts Schlimmes" wäre – was auch immer das heißen sollte. Schließlich waren mir die Fakten bewusst: Unser Kind hatte eine starke Entwicklungsverzögerung. Gleichzeitig spürte ich, dass grundsätzlich irgendetwas nicht stimmte. Mein Bauchgefühl ahnte vermutlich schon, dass die kommende Zeit viel von uns abverlangen würde. Und doch hatte ich immer noch eine – im Rückblick betrachtet – sehr naive Hoffnung, dass am Ende doch noch alles gut ausging. In ein paar Wochen würden wir es wissen.

Von schlaflosen Nächten...

Das einzig Gute an der ganzen Sache war, dass ich gar nicht viel Zeit hatte, ständig darüber nachzudenken. Ich war so mit dem Alltag beschäftigt, dass meine Gedanken oft ganz woanders waren. Die meiste Zeit hatte ich damit zu tun, Haushalt, Kind und Arbeit sowie all die anderen Verpflichtungen unter einen Hut zu bringen. Gleichzeitig versuchte ich irgendwie, mit meiner Müdigkeit zurechtzukommen.

Der permanente Schlafmangel machte mich langsam mürbe. Noah brauchte alle zwei bis drei Stunden sein Fläschchen – auch nachts, so dass an erholsamen Schlaf nicht zu denken war. Hinzu kam aber seit einiger Zeit, dass er mitten in der Nacht regelmäßig zwei bis drei Stunden wach war. Und während Noah die Nacht zum Tag machte, war ich wie benebelt und taumelte im Halbschlaf durch sein Zimmer. Ich sehnte mich einfach nur danach, weiterschlafen zu dürfen. Stattdessen durfte ich Kinderbücher anschauen, Fläschchen geben, Noah herumtragen... Immer mit dem Blick auf die Uhr, weil ich wusste, dass um halb sechs der Wecker wieder klingelte.

Jeden Morgen fragte ich mich aufs Neue, wie ich diesen Tag bloß überstehen sollte. Nach einer so kurzen und durchwachten Nacht war ich meist völlig neben der Spur und konnte meine Augen kaum aufhalten. Mittlerweile nagte der wochenlange Schlafmangel so sehr an mir, dass die Müdigkeit regelrecht wehtat. Mein Schädel brummte, ich war zittrig und fühlte mich vollkommen erschöpft und kraftlos. Ich versuchte krampfhaft, klare Gedanken zu fassen und mich zusammenzureißen, um im Alltag zu funktionieren. Oft war ich so erschöpft, dass ich nicht mal mehr über die vielen Sorgen nachdenken konnte, die da in meinem Inneren doch eigentlich noch schlummerten …

… und einer ernsten Befürchtung

Es war Anfang Oktober, als ich den Briefkasten leerte und in dem kleinen Stapel Post den Brief unserer Kinderklinik erkannte. Mein Herz fing heftig an zu klopfen, meine Hände wurden zittrig und ich eilte die Treppen zur Wohnung hoch. Ungeduldig riss ich den Umschlag auf und überflog die zwei Seiten, um möglichst schnell die wichtigsten Informationen zu erfassen. *„Unauffälliges Muster… kein Anhalt für… kein Hinweis auf…"* – und eine Liste von Fachbegriffen, Abkürzungen und Werten, mit denen ich nichts anfangen konnte. Es war das Ergebnis der Stoffwechseluntersuchung. Auf den ersten Blick schien alles in Ordnung. Um sicher zu gehen, machte ich mich daran, mit Hilfe des Internet die zwei Seiten Medizinerdeutsch in verständliche Sprache zu übersetzen. Und tatsächlich: Das Labor hatte keine Anhaltspunkte für eine Stoffwechselstörung gefunden! Wie schon so oft in den vergangenen Wochen war ich im ersten Moment erleichtert und dankbar. Und gleichzeitig war da immer noch diese Angst. Die Angst vor der Wahrheit. Die Angst vor einer anderen Diagnose. Der Diagnose, die noch auf uns wartete.

Es dauerte auch nicht lange, bis wir wieder Post bekamen. Zwei Tage später erhielten wir die Laborergebnisse der Untersuchung auf das Angelmann-Syndrom. Wieder zitterten meine Hände, als ich den Brief öffnete. Mein Bauch kribbelte nervös, und ich atmete flach. Ich überflog in Windeseile die Zeilen und suchte nach dem wichtigsten Satz…

Das Ergebnis: *Kein Hinweis auf das Angelmann-Syndrom.*

Mir fiel ein schwerer Stein vom Herzen, und ich atmete tief durch. Trotzdem hatte ich das Gefühl, dass meine Aufregung nicht nachließ, sondern immer stärker wurde – diesmal aber vor Erleichterung. Ich hatte mich in den vergangenen Wochen intensiv mit dem Angelmann-Syndrom beschäftigt und wusste, was es für uns und für Noah bedeutet hätte. Ich war immer noch ganz zittrig und ging den Befund noch einmal ganz in Ruhe durch, der wieder vollgepackt war mit fachmedizinischen Begriffen. Plötzlich stockte ich: *„es wurde eine fragile Stelle im langen Arm eines X-Chromosoms festgestellt."* Das kam mir bekannt vor. Das Fragile-X-Syndrom! War das vielleicht ein Hinweis? Oder was hatte das zu bedeuten? Ich wollte Klarheit. Und zwar jetzt. Also rief ich den Oberarzt aus der Neuropädiatrie an. Er bestätigte meine Befürchtung, versuchte mich aber zu beruhigen. Wir sollten erstmal das Ergebnis der molekulargenetischen Untersuchung abwarten – dann bekämen wir Gewissheit. Noch war ja nichts bestätigt. Wieder dieses unangenehme Kribbeln im Bauch. Wieder dieses Herzklopfen. Ich weiß bis heute nicht, wie ich die folgenden Tage überstanden habe.

Ab jetzt immer an unserer Seite

Wenige Tage später, es war mittlerweile Anfang November, bekamen wir zum ersten Mal Besuch von unserer Frühförderin. Ich war etwas aufgeregt, weil ich nicht wusste, was uns erwartete, und ich kannte sie bisher auch nur flüchtig von den Treffen in der Frühförderstelle. Als sie die Treppe zu unserer Wohnung hinaufkam, fiel mir sofort der große Korb voller Spielsachen auf, den sie mitgebracht hatte. Sie strahlte mich an und brachte so viel Freude und Wärme mit herein, dass es eine Wohltat war.

Ganz vorsichtig ging sie auf Noah zu und kniete sich zu ihm auf den Boden, wo er sie aufmerksam beobachtete. Es dauerte nur wenige Sekunden und ein paar ruhige Worte von ihr, bis Noah ihr sein charmantestes Grinsen schenkte. Es war ein erstes Beschnuppern, ein gegenseitiges Kennenlernen – für uns alle. Und es fühlte sich gut an. Von nun an würde sie uns in regelmäßigen Abständen besuchen, um mit Noah „zu spielen". Für Noah war es eine willkommene Abwechslung, für sie eine alltägliche Aufgabe in ihrem Beruf als Frühförderin, und für mich: Ein ganz neuer Lebensabschnitt. Denn es gab nun einen Menschen in unserem Leben, der sich ganz gezielt um Noah kümmern würde, der seine ganze Aufmerksamkeit auf Noah und seine Entwicklung legen würde. Gleichzeitig war sie von nun an unsere Ansprechpartnerin für alle Fragen, die wir als Eltern hatten. Mit ihr konnte ich in Zukunft meine Sorgen und Gedanken teilen, von ihr würde ich fachlichen Rat bekommen. Sie würde uns nun also auf unserem weiteren Weg begleiten. Ein beruhigendes Gefühl.

Und doch hatte es auch etwas Unangenehmes – wie ein leichtes Kratzen an einer Wunde. Kein starker Schmerz, aber deutlich spürbar. Immer wieder machte es mir bewusst, warum wir hier zusammenkamen. Immer wieder führte es mir vor Augen, dass irgendetwas nicht stimmte… Und trotzdem: Ich mochte es, wenn sie bei uns war.

4.

Der Tag, der alles veränderte

Die Diagnose – kurz und schmerzhaft

E s war Freitag, der 13. Auch wenn dieses Datum immer wieder ein undefinierbares Gefühl in mir auslöst: Aberglaubisch bin ich nicht. Daher hatte ich auch keine Bedenken, als wir uns morgens auf den Weg ins SPZ, das Sozialpädiatrische Zentrum, machten. Um zehn Uhr sollte unser Termin stattfinden, und ich war gespannt, was uns erwarten würde. Den Termin hatte ich auf Anraten unseres Oberarztes aus der Kinderklinik vereinbart. Bis zu diesem Zeitpunkt wusste ich noch nicht einmal, dass es so etwas wie ein SPZ überhaupt gab – jetzt war ich zumindest grob darauf vorbereitet, was in einer solchen Einrichtung angeboten und wer dort betreut wurde: Kinder mit Behinderungen. Oder mit Verdacht auf eine Behinderung. Also Familien wie wir. Da wir jedoch immer noch auf das letzte Laborergebnis warteten und noch keine Diagnose hatten, betrachtete ich den Termin einfach „nur" als ein erstes Kennenlerngespräch. Ich hatte also keine festen Erwartungen. Es war einer der vielen Termine, die zukünftig unser Leben bestimmen würden. Dass an diesem Tag aber sämtliche Lebensvorstellungen und Erwartungen an unser Familienleben wie Seifenblasen platzen würden, ahnten wir an diesem Morgen noch nicht.

Mit leichtem Bauchkribbeln öffne ich die Eingangstür und lasse Christian mit dem Buggy vorbeigehen. Vorsichtig schließe ich die Tür hinter mir und folge ihm. Ich bin froh, dass er vorweggeht, und fühle mich hinter ihm etwas sicherer und geschützt – hier in dieser neuen und fremden Umgebung. Innerhalb von Sekunden prasselt eine Flut an Eindrücken auf mich ein:

Der lange Gang bis zur Anmeldung, die bunten Bilder an den Wänden, Fotos vom Ärzte- und Therapeutenteam, die vielen Kinder und Eltern in den Wartebereichen, Spielsachen in den Spielecken, die große Treppe, die nach oben führt … Ich versuche innerhalb von Sekunden, die vielen Eindrücke zu sortieren und mich zu orientieren. Situationen wie diese überfordern mich immer wieder. Ein neuer Ort, eine neue Umgebung, die vielen fremden Menschen, die Ungewissheit, was jetzt gleich passieren wird. Doch ich spüre bereits, wie sich meine Anspannung langsam legt …

Es ist hell und gemütlich hier drinnen, und ich kann die herzliche und warme Atmosphäre regelrecht fühlen. Ein Ort der Sicherheit und Geborgenheit für die Familien, die hierherkommen, wenn man berücksichtigt, dass all das zu einer großen Klinik gehört. Die Mitarbeiterinnen und Ärzte wirken alle so vertrauensvoll und freundlich, und ihr Lächeln tut so gut.

Doch der Anblick der Kinder, die hier mit ihren Eltern warten, erinnert mich wieder daran, warum wir eigentlich hier sind. Auf einmal spüre ich wieder den Ernst der Lage. Da sind sie wieder – die Bilder in meinem Kopf, die schwammigen Bilder meiner Fantasie, die jetzt klare Konturen bekommen durch das, was ich um mich herum sehe. Vorsichtig wage ich ein paar unauffällige Blicke zu den anderen Familien und frage mich, wie deren Alltag wohl aussieht. Wie es ihnen geht – mit einem behinderten Kind. Ein Junge von etwa zehn oder zwölf Jahren mit Spastiken wird im Rollstuhl an uns vorbeigeschoben – ans Ende des Ganges zum Wickelraum. Die Eltern wirken so jung. Wie schaffen die das nur?! Plötzlich ist es wieder da, dieses Kribbeln in meinem Bauch…

Nach einer kurzen Wartezeit wurden wir überaus herzlich von einer sehr einfühlsamen Sozialpädagogin empfangen. Sie hatte bereits Noahs Krankenakte mit allen vorhandenen Unterlagen vorliegen und wollte nun noch einen Fragebogen mit uns durchgehen, um alle wichtigen Informationen zu erfassen. Während Christian sich um Noah kümmerte, konzentrierte ich mich also auf das Gespräch mit ihr. Von der Schwangerschaft über die Geburt und die ersten Wochen bis hin zur aktuellen Situation mit allen Auffälligkeiten – es wurde alles bis ins kleinste Detail beleuchtet. Wieder einmal brachte es alles ans Licht, was uns in den vergangenen Wochen so viele Sorgen bereitet hatte. Wieder einmal die Konfrontation mit dem, was da ist. Und immer die Unsicherheit, was wir als nächstes erfahren würden.

Kurz darauf durften wir auch schon im Behandlungszimmer Platz nehmen. Nach wenigen Minuten öffnete sich die Tür und der Arzt kam herein. Er wirkte sehr aufgeschlossen und sympathisch, und mit seiner lockeren Art war das Eis schnell gebrochen. „Das ist also der Noah – mit dem fragilen X", sagte er, nachdem er einen kurzen Blick in seine Unterlagen geworfen hatte. Christian und ich waren irritiert. Nein, da musste eine Verwechslung vorliegen.

Nach kurzer Verwirrung auf beiden Seiten schaute der Arzt noch einmal in die Krankenakte und glich alle Daten ab. Und tatsächlich: Es war korrekt. Aus seinen Unterlagen ging es eindeutig hervor: Unser Noah hat das Fragile-X-Syndrom.

Plötzlich war sie also da. Die Diagnose, mit der wir fast schon gerechnet hatten, von der wir aber immer noch gehofft hatten, dass sie sich nicht bestätigen würde. Da war sie nun. Hier und heute. Völlig unerwartet. Sie traf uns wie ein heftiger Schlag. Vollkommen aus dem Nichts. Mitten ins Gesicht. Denn darauf waren wir an diesem Morgen überhaupt nicht vorbereitet. Mir wurde übel und meine Ohren und Backen fingen an zu glühen. Ich konnte gar keinen klaren Gedanken mehr fassen. Ich fühlte mich wie in einem seltsamen Traum. Das konnte doch nicht wahr sein! Nach und nach drang die Nachricht immer weiter in mein Bewusstsein vor und ich musste einsehen: Soeben hatte sich unser Leben von einer auf die andere Sekunde von Grund auf verändert.

Da stand sie nun im Raum. Die Diagnose Fragiles-X-Syndrom. Ohne Zweifel. Ich musste an den Oberarzt aus der Kinderklinik denken, der bereits nach seiner ersten Blickdiagnose das Fragile-X-Syndrom als Vermutung geäußert hatte. Und nun war es amtlich. Nicht einmal zwei Monate später hatten wir eine eindeutige Diagnose. So sehr wir auf eine Antwort gewartet hatten, so heftig traf sie uns nun. Wie im Film rauschte das Gespräch an mir vorbei, zusammen mit tausend Fragen, Ängsten und Sorgen. Es fühlte sich so unwirklich an.

Als der Arzt für einen kurzen Moment das Zimmer verließ, um weitere Unterlagen zu holen, blieben wir ratlos zurück. War das hier eben gerade wirklich passiert? Hatten wir eben wirklich diese endgültige Diagnose bekommen? Christian und ich schauten uns an. Wir waren beide sprachlos. Wie gelähmt. Ich konnte gar nicht klar denken, geschweige denn einen sinnvollen Satz rausbringen. Und auch Christian sah ich die Verzweiflung an. Wir hatten so viele Fragen und so viel auf dem Herzen. Ein großer Klumpen Zukunftsangst, gemischt mit Traurigkeit und Hilflosigkeit, ein Wirrwarr aus Gefühlen und Gedanken, die erst einmal sortiert werden wollten, bevor sie in Worte gefasst werden konnten. Es war, als brach plötzlich eine ganze Welt zusammen.

Und dann war da noch eine Frage: Warum hatten wir vorher keine Informationen darüber erhalten? Wieso hatten wir keine Post vom Labor bekommen? Wir waren völlig überrollt. Nur ganz langsam fing ich an zu begreifen. Das Ergebnis lag bereits seit einigen Tagen vor. Nur nicht bei uns Eltern. Wie bei den vergangenen Labortests war auch in diesem Fall der Oberarzt aus unserer Kinderklinik über die Ergebnisse informiert worden, der uns die Unterlagen dann immer weitergeleitet hatte. Nur diesmal nicht. Diesmal bekamen wir als Eltern keinen Brief. Diesen Brief, auf den ich die ganze Zeit gewartet hatte. Ich hatte tatsächlich geglaubt, dass das Ergebnis ganz einfach per Post kommen würde. Egal wie es ausfiel. Ja, davon war ich ausgegangen. Dass ich schwarz auf weiß lesen kann, wie das Ergebnis ausgefallen ist.

Doch *dieses* Testergebnis hatte uns der Oberarzt nicht weitergeleitet. Aus gutem Grund: Es sollte uns Eltern persönlich mitgeteilt werden. Da er wusste, dass wir an diesem Tag ohnehin zu unserem Termin ins SPZ fuhren, hatte er seinen

Kollegen gebeten, das zu übernehmen. Schließlich würden wir ja zukünftig regelmäßig von ihm betreut werden. Und auch wenn die Übermittlung der Diagnose sicher anders geplant war – es änderte nichts an der Tatsache. Das Ergebnis war das gleiche.

„Sie haben ein besonderes Kind"

Die Laborergebnisse waren eindeutig: Bei Noah lag eine Vollmutation des Fragilen-X-Syndroms vor. Die größte Ausprägung des Gendefektes.

Doch was bedeutete das nun für uns? Für unseren Alltag? Ich hatte mich in den vergangenen Tagen und Wochen bereits intensiv mit den Besonderheiten des Fragilen-X-Syndroms beschäftigt und wusste in etwa, was auf uns zukommen könnte. Doch jetzt brauchte ich eine ganz klare Ansage. Ich wollte sicher sein.

„Das heißt, wir sprechen hier von einer geistigen Behinderung?", fragte ich den Arzt ganz direkt.

Doch das, was für mich eine klare Ansage gewesen wäre, was mir ein Gefühl für die Tragweite vermittelt hätte, mochte er nur ungerne aussprechen. Das konnte ich spüren. Stattdessen fand er sehr einfühlsame Worte:

„Wissen Sie, Sie haben ein ‚besonderes' Kind."

Mir wurde ganz warm ums Herz. Wirklich rührende Worte von einem Arzt. Und das, obwohl er Noah doch noch gar nicht wirklich kannte. Das machte mich für einen Moment stutzig. Trotzdem taten diese Worte einfach gut. Also ließ ich sie einfach wirken. Erst einige Zeit später wurde mir bewusst, dass man „unsere" Kinder so nennt. Unsere Kinder mit Behinderung, mit Handicap – unsere Kinder sind „besondere" Kinder. Der Begriff „geistige Behinderung" fiel in diesem Gespräch nicht mehr. Und es war vermutlich auch nicht nötig. Der Arzt erklärte uns ganz in Ruhe und behutsam, wie die Aussichten und Prognosen mit dem Fragilen-X-Syndrom sind und welche Erfahrungen er bisher mit Kindern mit diesem Gendefekt gemacht hatte. Dabei war er erstaunlich offen und direkt und legte uns die Fakten schonungslos auf den Tisch:

„Ihr Sohn wird laufen lernen, er wird sprechen lernen – wenn auch mit Verzögerung. Aber das kommt... Sie werden mit ihm zwar kein Fußball spielen können wie andere Väter, aber Sie werden andere Dinge mit ihm tun... Vielleicht wird er schreiben, lesen und rechnen lernen... Das kann man vorher nie genau sagen... Viele FraX-Kinder werden schon mit sechs oder sieben Jahren trocken – manche gar nicht... Noah wird vermutlich nie ein komplett eigenständiges Leben führen können, sondern immer auf Hilfe angewiesen sein... Viele Kinder gehen ins Internat, weil sie dort einfach besser aufgehoben sind... Er wird vermutlich Verhaltensauffälligkeiten entwickeln und mitunter schwer zu bändigen sein... Das kann man notfalls mit Medikamenten ganz gut behandeln..."

Dieser Blick in die Zukunft mit solch klaren Worten war grausam, und er würde in wenigen Stunden, Tagen und Wochen vermutlich noch schmerzhafter werden, wenn wir das alles erst einmal wirklich realisiert hätten. In diesem Moment aber war ich wie gelähmt. Ich wollte all das nicht wahrhaben. Von einem auf den anderen Moment mussten wir uns von alten Lebensvorstellungen verabschieden und uns auf ein neues, ein anderes Leben einstellen. Ja, es war hart, die Wahrheit so schonungslos offenbart zu bekommen, aber noch heute bin ich dankbar dafür, dass der Arzt so ehrlich mit uns gesprochen hat. Auf ruhige und behutsame Art und Weise eröffnete er uns diese neue, für uns noch bedrohliche Welt, in der wir uns nun zurechtfinden mussten. Eine Aussage brannte sich ganz besonders tief in mein Gedächtnis ein: „Es wird nicht leicht werden. Viele Ehen zerbrechen an dieser Herausforderung." In mir regte sich Widerstand.

Ja, ich weiß, dass es sicher nicht leicht wird, aber eine Trennung? Deswegen? Doch nicht bei uns! Sicher, er ist der Experte, er kennt die Realität. Doch dass unsere Ehe daran scheitern könnte – das will ich nicht glauben! Ich protestiere innerlich. Vielleicht ahne ich aber auch schon, dass er am Ende recht behalten könnte? Doch diesem Gedanken möchte ich gerade keinen Raum geben. Schließlich ist eben erst unsere kleine Welt ein Stück weit zerbrochen. Wir müssen jetzt zusammenhalten! Und wir werden das schaffen! Egal wie.

Zurück in unsere alte, neue Welt

Die Heimfahrt war still. Noah war hinten im Auto eingeschlafen. Christian und ich saßen nebeneinander und schwiegen uns an. Er wollte nicht reden, das spürte ich. Und ich wusste auch gar nicht, was wir in diesem Moment hätten reden sollen. Viel zu frisch war das alles. Diese neue Information wollte erst einmal verdaut werden. Von jedem von uns. Im Kopf war sie zwar langsam angekommen, und trotzdem war alles noch so unwirklich. Wir waren immer noch wie in Schockstarre. Ich konnte gar keinen klaren Gedanken fassen. Doch mein Herz spürte bereits, dass gerade etwas Großes passiert war. Ein kleiner Satz. Ein winziges Chromosom. Eine kleine Veränderung in den Zellen brachte gerade unser ganzes Leben durcheinander. Mir war immer noch übel. Draußen war es bewölkt und regnete. Ich starrte vor mich hin – in die Gischt, die die Autos vor uns aufwirbelten. Diese elendige Tristesse... Genauso sah es gerade in meinem Inneren aus: trüb, dunkel, aussichtslos. Wir hatten noch eine knappe Stunde Autofahrt vor uns.

Verdammt! Ich muss irgendetwas tun! Raus hier! Ich muss raus hier! Ich kann nicht einfach nur dasitzen und nichts tun. Ich nehme mein Handy und überlege, wem ich zuerst davon erzählen könnte... Eilig tippe ich vor mich hin. Diese Nachricht, die wir da eben bekommen haben, ist so mächtig, dass sie mich bald erdrückt. Ich muss sie unbedingt loswerden.

Noch bevor wir überhaupt mit unserer Familie darüber sprechen konnten, wussten bereits meine drei engsten Freundinnen Bescheid. Irgendwie seltsam, wenn ich im Nachhinein darüber nachdenke. Aber für mich war völlig klar, dass ich es meiner Familie persönlich sagen wollte – oder wenigstens am Telefon. Und zwar, wenn wir zuhause wären – nicht hier im Auto. Meinen Freundinnen würde ich es ohnehin heute noch schreiben – also konnte ich es auch gleich tun. Ein befreiendes Gefühl. Es gab mir ein Gefühl von Geborgenheit. Und das brauchte ich in diesem Moment.

Als wir zuhause ankamen, fühlte sich alles ganz seltsam an. Am Morgen waren wir hier aufgebrochen – nichts ahnend, um einen einfachen Arzttermin wahrzunehmen. Jetzt kamen wir zurück in unsere vertraute Umgebung und nichts war mehr wie vorher. Eigentlich hatte sich hier nichts verändert – bis auf eine grundlegende Sache: Der Blick in die Zukunft. Statt sich auf eine glückliche Zeit als kleine Familie zu freuen, war mein Kopf nun voller Fragen und Ungewissheit, mein Herz voller Sorgen und Kummer. Diese Endgültigkeit. Diese unwiderrufliche Gewissheit. Sie lähmt. Sie schmerzt. Sie macht so traurig und vor allem hilflos. Und ich wusste nicht, wie ich damit überhaupt umgehen sollte.

Nachdem wir drei uns eine kurze Pause gegönnt hatten, rief ich meine Eltern an. Ich war nervös und versuchte, meinen Eltern diese Neuigkeiten möglichst schonend beizubringen. Ich erzählte ihnen von unserem Tag, vom Gespräch mit dem Arzt und von der Diagnose. Meine Mutter hatte den Lautsprecher angestellt, damit beide mithören konnten. An ihrer Stimme erkannte ich, wie mitgenommen sie war. Sie hatte in diesem Moment genauso wenig mit dieser Nachricht gerechnet wie wir an diesem Morgen. Mein Vater trug es mit Fassung – so, wie ich ihn kenne. Aber ich wusste, dass es auch an ihm nicht spurlos vorüberging. Ich selbst fühlte mich mittlerweile einigermaßen stabil – schließlich hatte ich nun den ganzen Tag Zeit gehabt, den ersten Schock zu verdauen. Und so versuchte ich nun, vor allem meiner Mutter Mut zu machen und ihr zu versichern, dass sie sich keine Sorgen um uns machen musste. Immerhin wussten wir nun endlich, was Sache war, und konnten uns ganz konkret auf die Zukunft vorbereiten, die nächsten Schritte gehen. Das war doch in gewisser Weise auch sehr positiv. Endlich hatte die Suche ein Ende.

Nachdem ich mit meinen Eltern telefoniert hatte, rief auch Christian seine Mutter an. Aus seinen Worten konnte ich erkennen, dass auch sein Telefonat große Emotionen erzeugte. Es fühlte sich an, als mussten wir hier eine Todesnachricht verbreiten. Und irgendwie war es das auch. Es war ein Abschied von den eigenen Lebensvorstellungen, von Wünschen und Hoffnungen. Ein Abschied, der zwar nicht völlig überraschend kam, der aber dennoch wehtat. Nicht nur Christian und mir – sondern genauso unseren Eltern, die nun die Aufgabe übernahmen, dem engsten Familienkreis von der Diagnose zu erzählen.

Doch trotz aller Traurigkeit und Hilflosigkeit spürte ich ein weiteres Gefühl in mir aufsteigen. Ein angenehmes Gefühl, das einen kleinen Funken Licht in diesen dunklen Nachmittag brachte. Ein Gefühl, das mich tröstete. Ein Gefühl, das mich in der folgenden Zeit treu begleiten sollte. Zuversicht. Ich weiß bis heute nicht, ob es eine Art Schutzreaktion war oder ob ich tatsächlich schon so viel innere Stärke entwickelt hatte – aber ich spürte, dass mich dieses Gefühl von nun an durch die kommende Zeit tragen würde. Ja, ich war zuversichtlich! Ich wollte positiv denken! Und genau das half mir auch, durch die nächsten Wochen zu kommen. Es half mir, die Zeit mit unserem kleinen Sonnenschein so gut wie möglich genießen zu können. Natürlich waren viele Dinge bei uns anders als bei anderen Familien, und das würde auch in Zukunft so sein. Aber was doch geblieben war und was ich immer wieder spürte, war die Liebe zu unserem Kind. Vielleicht wurde sie an diesem Tag sogar noch größer. Ich wollte ihm meine ganze Liebe schenken, wollte ihn beschützen, ihn festhalten, mit ihm glücklich sein. Jetzt, wo die Diagnose endlich da war, hatte das Suchen ein Ende. Endlich konnten wir uns wieder auf das wahre Leben konzentrieren. Auf unser „neues" Leben – wie auch immer es aussehen würde.

Der erste Morgen danach

Als ich am nächsten Morgen von Noahs Brabbeln wach wurde, fühlte ich mich bleiern und kraftlos. Die Nacht war wieder viel zu kurz gewesen, und ich wollte einfach nur weiterschlafen. Weiterschlafen und die Augen verschließen vor dem, was sich gerade wieder langsam den Weg in mein Bewusstsein bahnte. Weiterschlafen und noch einmal aufwachen aus diesem verrückten Traum. Und gleichzeitig wusste ich, dass ich aus diesem Traum niemals aufwachen würde. Nein, das hier war die Realität.

So also fühlt es sich an – das Leben mit der frischen Diagnose, der Diagnose Fragiles-X-Syndrom. Das Leben mit der langersehnten Gewissheit, die am Ende doch so viele neue Fragen aufwirft. Natürlich bin ich erleichtert, dass das Warten endlich ein Ende hat. Und doch will keine Ruhe in mir einkehren. Im Gegenteil. In mir herrscht Aufruhr, eine fast unerträgliche Nervosität, eine ständig flackernde Unruhe, die mir fremd ist. Ich habe das Gefühl, etwas tun zu müssen, weiß aber nicht was. Irgendetwas tief in meinem Inneren will gelöst, will befreit werden, doch ich habe keine Ahnung wie. Auf diese Situation war ich einfach nicht vorbereitet. Mit der Diagnose hat mein Leben plötzlich etwas so Endgültiges bekommen. Jetzt gibt es kein Zurück mehr. Jetzt geht es nur noch nach vorne, und zwar

in eine ganz andere Richtung, als wir uns das für unser Famili-
enleben immer ausgemalt hatten, das mir nun aber doch völlig
fremd ist. Ich habe sehnlichst auf eine Antwort gewartet, und
jetzt, wo sie da ist, diese klare, medizinische Antwort, entstehen
noch viel mehr neue Fragen… Vor mir liegt eine große unbe-
kannte Welt, und ich weiß nicht, wohin ich den ersten Schritt
machen soll.

Auch wenn ich in diesem Moment vollkommen klar im Kopf
war, fühlte ich mich wie benebelt, wie gelähmt. Ich konnte all
das gar nicht wirklich greifen.

Was macht man mit einer solchen Diagnose, die das Leben
so auf den Kopf stellt? Eigentlich war alles wie immer – und
doch war nichts mehr wie zuvor. Klar, ich konnte mich jetzt
intensiv über die Fakten informieren, recherchieren und Fach-
leute befragen, die nächsten Schritte planen.

Aber was passierte mit der Diagnose in meinem Inneren? In
meinem Herzen? Wie geht man als Elternteil damit um, wenn
klar ist, dass eigentlich nichts mehr klar ist? In mir herrschte
Leere und Stille – und gleichzeitig großes Chaos.

Es war einer dieser Momente in meinem Leben, in denen
ich glaube, innerlich zu zerreißen, so dass ich davonlaufen
möchte, die aber gleichzeitig meine Vernunft und Disziplin
auf den Plan rufen, damit ich weitermache, als wäre nichts
geschehen.

Also versuchte ich, ganz routiniert in den Tag zu starten – so
wie jeden Morgen. Zuallererst brauchte ich einen Kaffee und
ein bisschen Nervennahrung – Streicheleinheiten für meine
Seele. Wenigstens etwas, das mir an diesem Morgen Halt gab.
Danach würde ich Noah wickeln und ihm sein Fläschchen
machen.

Wenig später saßen wir zu dritt beim Frühstück – so wie fast jeden Samstagmorgen. Ich wusste, dass auch Christian sehr getroffen war vom gestrigen Tag, aber ich traute mich kaum, das Thema anzusprechen. Was hätte ich auch sagen sollen? Also redeten wir über die Dinge, die an diesem Tag noch anstanden, und versuchten so weiterzumachen wie immer. Doch ich spürte, dass das Thema den ganzen Raum einnahm. Wir mussten nicht darüber sprechen, und es war dennoch so präsent. Bei jedem von uns auf seine eigene Art und Weise. Nur Noah bekam von all dem nichts mit. Er saß in seinem Stühlchen und kaute auf seinem Brötchen herum. Während ich ihn beobachtete, stellte ich mit Erschrecken fest, dass sich noch etwas geändert hatte: Mein Blick auf Noah. Langsam fing ich an, es zu erkennen. Ich schämte mich fast für das, was in mir vorging. Irgendwann in den vergangenen Monaten war mir schon einmal dieser Gedanke durch den Kopf geschossen. Ich hatte Noah damals angesehen, wie er in seinem Stühlchen saß, und mich gefragt, ob dieses süße kleine Kind vor mir behindert ist. Ein geistig behindertes Kind. Der Gedanke war so abstrus, das Gefühl so beschämend. Aber es war da. Dieses seltsame Gefühl. Diese Ahnung. Ich konnte es nicht beiseiteschieben. Ich war so erschrocken von mir selbst.

An diesem Morgen war es auf einmal wieder da – dieses erschreckende Gefühl von damals. Doch heute war es stärker. Es war klarer. Da saß ich nun und beobachtete mein Kind – und konnte ihm seine Behinderung förmlich ansehen. Diesmal aber, weil ich die Diagnose kannte. Es war nicht mehr nur eine vage Befürchtung – es war Gewissheit. Geistige Behinderung. Noch war sie ganz zart und nur vage zu erkennen, doch mein Blick in die Zukunft und meine Vorstellungskraft reichten aus, um die Dimensionen zu erahnen, die noch vor uns lagen. Erschreckende Bilder in meinem Kopf. Ich schämte mich vor mir selbst.

Niemand sonst hätte wahrscheinlich beim Anblick von Noah diese Gedanken gehabt. Aber ich, ausgerechnet *ich*, seine Mutter, schaute mein Kind an und sah plötzlich nur noch seine Behinderung. Ich kann es bis heute kaum in Worte fassen – dieses Gefühl, diese Emotionen, die sich falsch und gleichzeitig richtig anfühlten. Falsch, weil ich glaubte, meinem Kind damit unrecht zu tun, es auf seine Behinderung zu reduzieren. Richtig, weil ich jetzt die Diagnose kannte. Ich wusste nicht, wie unsere Zukunft in ein paar Monaten oder Jahren aussehen würde, ich hatte keine konkrete Vorstellung, aber ich spürte, dass irgendetwas nicht passte. Es fühlte sich seltsam an. Natürlich änderte dieses Gefühl nichts an meiner Liebe zu Noah. Ganz im Gegenteil. Ich glaube sogar, dass diese Liebe und vor allem mein Beschützerinstinkt weiter gewachsen sind.

Und gleichzeitig spürte ich, dass irgendetwas zwischen uns stand. Was von dem, was ich sagte, konnte er überhaupt verstehen? Was ging in seinem kleinen Köpfchen bloß vor? Wie nahm er die Welt um sich herum wahr? Ich hatte keinen blassen Schimmer. Und warum stellte ich mir diese Fragen in diesem Moment überhaupt? Was hatte sich denn an Noah seit gestern Morgen verändert? Er war noch genau das gleiche süße Kind wie zuvor. Ja, das war er. Nur mein Wissen war ein anderes. Mein Blick in die Zukunft. So sehr ich mir diese eine Antwort gewünscht hatte – machte sie mir jetzt mein Bild von meinem eigenen Kind kaputt? Würde ich in ihm nun nur noch das Kind mit seiner Behinderung sehen? Das Kind mit dem Fragilen-X-Syndrom?

Es war nur ein kurzer Moment, in dem diese Gedanken und Gefühle in mir arbeiteten, bevor ich sie beiseiteschob, um mich wieder auf das Hier und Jetzt zu konzentrieren. Ich schaute auf die Uhr und atmete tief durch. In einer dreiviertel Stunde wollte ich los. Ich war zum Geburtstagsfrühstück bei einer guten Freundin eingeladen. Dabei war mir gerade so gar nicht nach Feiern zumute. Aber ich wusste, dass es mir sicherlich gut tun würde, unter Leute zu kommen. Einfach mal rauzukommen, mich ablenken.

Als ich um halb zehn bei meiner Freundin ankam, waren bereits drei Mütter mit ihren Kindern da. Zwischen den vielen spielenden Kindern und ihren Mamas, die sich angeregt unterhielten, fühlte ich mich irgendwie verloren. Ich hatte unterschätzt, wie sehr mir das Zusammensein mit anderen Müttern und ihren Kindern an diesem Morgen wehtun würde. Mit einem Kloß im Hals versuchte ich, möglichst locker und freundlich zu sein und mir nichts anmerken zu lassen. Ich hatte das Gefühl, als schleppte ich eine große Last mit mir herum, die ich aber nirgendwo loswerden konnte. Würde das in Zukunft immer so sein? Würde ich nun nie wieder ganz unbefangen und unbeschwert mit anderen Familien zusammen sein können, ohne an diese eine Sache zu denken? Ich fühlte mich plötzlich so einsam und war erleichtert, als ich wieder nach Hause fahren konnte.

5.

Leben lernen mit der Diagnose FraX

Schonungslos offen und ehrlich

s brauchte ein paar Tage, bis sich alles wieder einigermaßen geordnet hatte, bis die Familie und die engsten Freunde Bescheid wussten und sich die Nachricht bei allen gesetzt hatte. Mit jedem neuen Tag holten wir uns ein kleines Stück Normalität zurück. Mit jedem neuen Morgen wurde die so fremde Situation ein kleines bisschen vertrauter. Und mit jedem neuen Gespräch über die Diagnose fiel ein kleines Stück der Last von uns ab, die nun von Familienmitgliedern und Freunden mitgetragen wurde. Diese ersten Tage und die Gespräche mit vertrauten Personen waren für uns unglaublich wichtig – sie gaben uns Halt und Orientierung. In diesem Punkt waren Christian und ich uns auch sehr schnell einig gewesen: Wir wollten von Anfang an offen mit der ganzen Sache umgehen. Wir hatten niemandem etwas zu verheimlichen und wussten, dass es vieles einfacher machen würde, wenn wir offen und ehrlich über die Diagnose sprachen.

Für mich persönlich war diese Offenheit wohl auch die beste Möglichkeit, um das Erlebte zu verarbeiten. Darüber reden zu können, war wie ein Ventil, aus dem ich alles freilassen konnte, was sich in mir angestaut hatte: die Anspannung, die Sorgen und die Verunsicherung, der Blick in die ungewisse Zukunft mit so vielen und unterschiedlichen Gefühlen. Gleichzeitig war es eine große Erleichterung und Befreiung, diese Gewissheit über die Diagnose endlich auch mit den Menschen um mich herum teilen zu können. Es war meine ganz persönliche Art der Verarbeitung.

Vor allem aber war es eine hilfreiche Strategie, um kritischen Fragen oder verletzenden Bemerkungen von Vornherein aus dem Weg zu gehen oder sie ganz schnell zu entkräften. Wie oft schon hatte ich in den vergangenen Monaten diese eine Frage gehört:

„Na, kann er denn auch schon laufen?"

Typischer Smalltalk über Kleinkinder eben, manchmal vielleicht auch mit einer extra Portion Neugier versehen, gerade wenn ich Noah mal wieder die ganze Zeit durch die Gegend trug oder er zufrieden in seinem Buggy saß. Ziemlich untypisch für ein Kind in seinem Alter. Jedes Mal haderte ich mit mir, wie ich auf diese Frage reagieren sollte. Ein knappes Nein hätte wohl gereicht. Doch das wurde dann meist mit den üblichen Bemerkungen kommentiert:

„Na ja, manche sind eben später dran. Oder er ist einfach etwas faul. Das kommt schon noch."

Oder noch besser:

„Der macht's richtig und lässt sich tragen."

Mir war klar, dass diese Worte ohne Bedacht ausgesprochen wurden und keinesfalls verletzend gemeint waren. Doch sie trafen mich mitten ins Herz. An manchen Tagen, wenn ich keine Lust auf längere Gespräche hatte oder mir einfach nicht danach war, ließ ich das Gesagte einfach im Raum stehen. Dann war mein Kind in den Augen der anderen eben faul. Und doch wühlte es mich jedes Mal so sehr auf, dass ich immer öfter mit der Wahrheit konterte. Manchmal kostete es mich etwas Kraft, aber es fühlte sich immer noch besser an, als alles herunterzuschlucken. Die Betroffenheit im Gesicht meines Gegenübers tat mir dann fast schon wieder leid. Manchmal schämte ich mich im Nachhinein sogar dafür, dass ich mit dieser Offenheit die Menschen oft so überrumpelte und in Verlegenheit brachte. Immer dann, wenn ich spürte, dass mein Gegenüber mit leichter Erschütterung in der Stimme nach den passenden Worten suchte, wusste ich, dass ich wohl wieder ein wenig zu direkt gewesen war. Mir wäre es vermutlich ähnlich gegangen. Was soll man denn in einer solchen Situation auch erwidern?

„Oh, das tut mir sehr leid"?

Oder

„Das schafft ihr schon"?

In diesen Momenten wusste ich selbst nicht, was ich gerne hören wollte. Stattdessen übernahm ich schnell wieder das Ruder und redete weiter. Ich entwickelte eine unglaubliche innere Stärke und fand sofort die passenden, ja fast schon tröstenden Worte voller Zuversicht.

„Wir schaffen das schon. Da wachsen wir rein. So wird einem wieder bewusst, was wirklich wichtig ist im Leben. "

Doch das, was für mich ganz selbstverständlich war, nämlich ganz direkt und ohne Umschweife über die Diagnose zu sprechen, war für andere Menschen eher ungewöhnlich und überraschend und sorgte regelmäßig für Gesprächsstoff. Immer wieder wurden wir für unsere Offenheit regelrecht bewundert, und bis heute bin ich so dankbar dafür, dass die Menschen um uns herum so verständnisvoll, einfühlsam und mitfühlend reagiert haben. Nicht ein einziges Mal habe ich eine negative Reaktion erlebt. Stattdessen durften wir so unglaublich viel Rückhalt und Zuspruch erfahren – egal ob ein sorgenvoller Blick oder ein motivierendes Wort: jede Reaktion hat gutgetan. Jede Reaktion hat gezeigt, dass wir ernst genommen werden und dass wir und Noah gut sind, genauso, wie wir sind.

Meine neue Aufgabe

Mit der Diagnose Fragiles-X-Syndrom begann für mich ein völlig neuer Lebensabschnitt. Denn ich hatte nicht nur eine Antwort auf so viele Fragen bekommen. Ich hatte außerdem eine neue Aufgabe bekommen. Eine Aufgabe, die von nun an mein ganzes Leben bestimmen würde. Von nun an war ich nicht mehr einfach nur Mutter. Ich war Mutter eines Kindes mit dem Fragilen-X-Syndrom. Mutter eines behinderten Kindes. Dafür, dass ich vor wenigen Tagen diese Diagnose bekommen hatte und bisher auch nur ansatzweise die Tragweite erahnen konnte, ging es mir erstaunlich gut. Irgendwie hatte all das doch auch etwas Positives: Endlich konnte ich aktiv werden, konnte etwas tun, konnte all meine Kraft in diese neue Aufgabe geben. Ja, endlich konnten wir uns auf unser Leben und den Umgang mit dem Fragilen-X-Syndrom vorbereiten.

Und so machte ich mich an die Arbeit und nutzte jede freie Minute, um Informationen zu sammeln und zu sichten – über den Gendefekt und die medizinischen Hintergründe, über Therapien und Behandlungsmöglichkeiten, über Fördermöglichkeiten und Hilfsmittel. Ich tauchte völlig ein in diese neue „Welt", in *unsere* „neue Welt". Ich wollte genau wissen, was auf uns zukommt, wollte diesen Gendefekt noch besser verstehen, noch besser kennenlernen. Ich wollte zur Expertin für das Fragile-X-Syndrom werden. Und vor allem wollte ich die Eigenarten von Noah besser verstehen lernen, wollte *ihn* besser verstehen lernen. Ich wollte begreifen, was „hinter den Dingen" steckte und wie ich mich am besten verhalten konnte. Ich ging so offen und positiv in diese neue Zeit und freute mich auf meine Aufgabe – als hätte ich nur darauf gewartet. Sie gab mir einen solchen Antrieb, dass ich von mir selbst überrascht war. Plötzlich hatte ich eine Kraft, die ich mir zuvor selbst nicht zugetraut hatte. Und das war auch gut so. Es gab schließlich genug zu tun. Vor allem gab es eine Menge Papierkram zu erledigen. Formalitäten, die uns seit dieser Zeit stets begleiten. Es sind die Dinge in unserem Alltag, die planbar, logisch und nachvollziehbar sind, die nach klaren Regeln verlaufen. Ein wenig Richtung und Orientierung in dieser so unplanbaren Welt.

Also machte ich mich an die Arbeit: Die Beantragung von Pflegegeld, der Termin mit dem Medizinischen Dienst der Krankenkassen (MDK), die Termine im SPZ und beim Humangenetiker, die Beantragung des Behindertenausweises, die Suche nach Unterstützungsangeboten für Familien wie unsere… Langsam, nach und nach, bekam ich einen Überblick und wuchs in meine neue Aufgabe hinein. Sie gab mir Sicherheit und war gleichzeitig eine willkommene Abwechslung im Alltag. Sie half mir, manch düsteren Gedanken für einen Moment beiseite zu schieben. Nur das unangenehme Bauchkribbeln beim Durchblättern der vielen Arztberichte und Krankenunterlagen erinnerte mich immer wieder daran, warum ich das alles hier tat. Es war das gleiche unangenehme Kribbeln wie damals, als wir noch auf die Diagnose warteten. Und ich wusste genau, dass es meine Seele war, die mit mir sprechen wollte. Aber ich hörte nicht zu. Ich war viel zu beschäftigt. Und so fing ich an, dieses Kribbeln und die leichte Übelkeit anzunehmen, zu akzeptieren. Sie gehörten mittlerweile einfach mit dazu. Und wenn ich nur beschäftigt genug war, konnte ich sie ganz gut ignorieren.

Von nun an drehte sich unser Alltag also fast ausschließlich um das Fragile-X-Syndrom. Es wurde bewusst und unbewusst – ob wir es wollten oder nicht – zu unserem ständigen Begleiter. Die regelmäßigen Termine bei der Physiotherapie oder der Frühförderung wurden zum festen Bestandteil unserer Wochenplanung. In den freien Zeiten zuhause versuchte ich, so oft es ging, die Übungen mit Noah zu machen, die mir unsere Physiotherapeutin und unsere Frühförderin gezeigt hatten. Ich wollte einfach alles dafür tun, dass es Noah gut ging und er sich gut entwickelte. Ich tat es für ihn. Und ich tat es für mich. Für ein gutes Gefühl. Und das hatte ich. Ich war erfüllt von diesem neuen Leben. Ich wollte die Zeit mit Noah einfach nur genießen. Er war ja noch so klein und süß.

Bei aller Ungewissheit, die vor uns lag, entwickelte ich eine unglaubliche Zuversicht, die mich selbst überraschte. Auch die Menschen um uns herum, Familie, Verwandte und Freunde, bewunderten uns, wie stark wir waren und wie toll wir das alles meisterten. Dieser Zuspruch hat mich unfassbar motiviert. Er war wie eine Droge, die mich regelrecht beflügelte. Ja, das

Leben meinte es gut mit uns. Endlich konnte ich die Zeit mit Noah wieder genießen. Ich spürte die Liebe zu ihm und wollte alles für ihn tun. Und gleichzeitig wurden wir von allen Seiten mit so vielen lieben Worten und Gesten der Ermutigung und Unterstützung beschenkt. Damit hatte ich nicht gerechnet. Es war ein so erfüllendes, so wohltuendes Gefühl. Ja, ich fühlte mich wirklich glücklich.

Die ersten Tränen

Konnte das wirklich sein? War das wirklich *ich*? Ich mochte mir selbst gar nicht trauen. Schon vom Tag der Diagnose an war ich überrascht von meiner inneren Stärke, von dieser Kraft und Zuversicht, die sich in mir entfalteten. Hätte ich nicht stattdessen am Boden zerstört sein sollen? Hätte ich nicht in ein tiefes Loch fallen müssen? Wo waren die Tränen, die meine Verzweiflung und Hilflosigkeit herausspülten? Irgendwo, tief in mir drinnen musste doch noch etwas sein, etwas, das nur darauf wartete, dass es herausbrechen konnte. Wann oder wie, das wusste ich nicht, aber ich ahnte, dass es kommen würde. Irgendwann musste es kommen.

Und es dauerte auch nicht mehr lange. Inmitten dieser neuen und so aufregenden Welt mit all ihren wertvollen Erfahrungen mischten sich immer häufiger Phasen der Erschöpfung. Der Schlafmangel, das häufige Erbrechen von Noah und die vielen Termine zehrten an mir. Ich fühlte mich zunehmend kraftlos und leer. So auch an diesem Abend im Februar. Ich saß alleine auf der Couch und schaute fern. In Gedanken aber war ich ganz woanders.

Da sind sie wieder, diese Bilder in meinem Kopf ... Es sind nicht mehr dieselben wie früher. Früher, als ich mir das Leben mit einem Kind ausgemalt habe, waren sie kunterbunt. Gemeinsam lachen und toben, verrückt sein und Spaß haben, malen und basteln, Geschichten vorlesen und Schlaflieder singen, kuscheln und Trost spenden. Im Frühling Blumen pflücken, im Sommer Eis essen, im Herbst durch Pfützen springen und das bunte Laub aufwirbeln und im Winter Schneemänner bauen und auf Weihnachten warten. Wunderschöne Bilder einer glücklichen Zukunft. Eine kunterbunte und fröhliche Kinderwelt eben.

Aber all diese Bilder sind schon lange nicht mehr da. Manche sind einfach verschwommen und dunkel – als hätte jemand den Becher mit dem Schmutzwasser darüber gekippt. Andere Bilder mit ihren kunterbunten Farben habe ich erstmal zur Seite gelegt. Sie sind mittlerweile verblasst. Am Tag der Diagnose haben wir neue Bilder bekommen: Bilder, die uns die Ärzte und Experten gemalt haben. Es sind die Prognosen und Erfahrungs-berichte, die Fakten und Informationen zur Diagnose Fragiles-X-Syndrom. Bilder mit völlig neuen Farben und Formen. Ich muss mich erst noch an sie gewöhnen, doch heute Abend schaffe ich es einfach nicht, ihre Schönheit zu erkennen. Statt bunter Farben sehe ich nur verschwommene Konturen und ganz viel dunkles Grau. Es ist das Grau meiner Sorgen und Ängste vor der ungewissen Zukunft.

Immer wieder wage ich einen vorsichtigen Blick hinein und versuche, mir Noah und unsere Familie in fünf, zehn oder 20 Jahren vorzustellen. Wie wird sich Noah entwickeln? Wann wird er laufen oder sprechen lernen? Wird er in die Schule gehen können? Und was ist später? Meine Gedanken in die ferne Zukunft sind so verschwommen, dass ich sie gar nicht fassen kann. Und das, was meine Fantasie ganz schemenhaft erkennen kann, macht mir Angst. Ich traue mich kaum hinzuschauen. Es ist ein Blick ins Leere, in der sich langsam grobe Umrisse zeigen ... von den kommenden Jahren, von der Schulzeit, der Pubertät, dem Erwachsenwerden ... Fragen, auf die ich in meinen Gedanken Antworten suche ...

Wie wird Noah später betreut und von wem? Vor allem dann, wenn wir als Eltern nicht mehr da sind? Wer wird dann für ihn da sein? Wie wird man mit ihm umgehen? Wie wird er sich fühlen, wenn ich ihn nicht mehr beschützen kann? Am liebsten möchte ich die Zeit anhalten und mein Kind für immer festhalten und beschützen – vor Ausgrenzung und Ablehnung, vor Beleidigungen und Einsamkeit, vor Enttäuschungen und Traurigkeit. Ich will für mein Kind da sein und es trösten – für immer und alle Zeit! Die Bilder werden etwas klarer und streichen an meinem inneren Auge vorbei.

In diesem Moment spüre ich, dass ich langsam bereit bin, genauer hinzuschauen und alles zuzulassen, mich hineinzufühlen in diese Welt, und ich lasse es einfach geschehen. Ich spüre, wie der Schmerz in mir aufsteigt. Und mit einem Mal kann ich dem Ganzen nicht mehr standhalten. Das starke Gerüst der Zuversicht und meiner heilen Welt bricht wie ein Kartenhaus in sich zusammen. Ich fühle mich so elendig einsam, so allein mit der ganzen Situation. Auf einmal sind sie da – ich kann mich nicht dagegen wehren. Die Tränen laufen über mein Gesicht. Tränen der Traurigkeit und Verzweiflung, Tränen der Angst und der Einsamkeit. Ich habe das Gefühl, dass kein Mensch auf dieser Welt meine Gefühle verstehen kann. Wann habe ich mich eigentlich das letzte Mal so einsam gefühlt? Wann habe ich das letzte Mal solche Schmerzen empfunden? An diesem Abend hat sich meine Seele endlich Luft gemacht. Lange genug hat sie innegehalten. Jetzt war es genug.

Umso heftiger kann ich sie nun spüren. Es sind Seelenschmer-
zen, die meinen ganzen Körper erfüllten: Mein Herz und meine
ganze Brust, meine Arme und Hände, sogar meine Füße. Sie
treffen mich mit einer solchen Wucht, dass ich mich gar nicht
wehren kann. Und gleichzeitig will ich das alles nicht. Ich will
diese Schmerzen nicht spüren, mir selbst so ausgeliefert sein.
Ich will wieder stark sein und tapfer. Zuversichtlich wie in den
vergangenen Wochen. Das ist es doch, was mich immer wieder
aufgebaut hat. Und jetzt sitze ich da wie ein Häufchen Elend
und verstehe die Welt nicht mehr.

Nachdem alle Tränen geflossen sind, fühle ich mich müde
und matt. Immer noch kann ich leichte Stiche in meiner Brust
spüren, aber ich bin zu müde, um zu weinen. Ich lege mich ins
Bett und hoffe, dass ich bald einschlafen darf.

Von tiefer Dankbarkeit…

Am nächsten Morgen fühlte ich mich müde und bleiern – so
wie an jenem Morgen nach der Diagnose im vergangenen
November. Ich war verunsichert. Hatte ich gestern Abend
meine ganze innere Stärke verloren? Hatte ich mich die letzten Wochen komplett überschätzt und mich in mir selbst
so getäuscht? Würde ich von nun an mit diesen Schmerzen
leben müssen und mich durch jeden einzelnen Tag quälen?
Gleichzeitig war ich erleichtert. Dieser schmerzhafte Einbruch
vom Vorabend hatte mich befreit. Von unterdrückten Gefühlen, die endlich gesehen werden wollten. Zurecht. Auch wenn
es keine schöne Erfahrung war, wusste ich, dass sie wichtig war. Für mich und für meine weitere Entwicklung. Und

mir war ebenso bewusst, dass ich nicht alleine war, dass wir nicht alleine waren. Selbst wenn es sich am gestrigen Abend so angefühlt hatte, wusste ich doch im tiefsten Inneren, dass unsere Freunde und Familien immer für uns da waren. Jeder auf seine eigene Art und Weise.

So erholte ich mich glücklicherweise relativ schnell von diesem Gefühlsausbruch und konnte spüren, wie ein weiteres Gefühl in mir aufstieg. Mit jedem neuen Tag und mit jeder neuen Erfahrung wurde mir mehr und mehr bewusst, wie glücklich wir uns doch schätzen durften. Ich war getragen von einem Gefühl der tiefen Dankbarkeit, das immer stärker wurde. Zu erleben, wie viel Hilfe und Unterstützung wir von allen Seiten bekamen, welche Möglichkeiten Familien mit „besonderen" Kindern in der heutigen Zeit haben und welches Glück wir in unserer Situation hatten – all das hat mich sehr bewegt.

In den vielen Wochen der Ungewissheit, der Sorgen und der Hilflosigkeit – vor der Diagnose und auch danach – hatten wir so wunderbare Menschen an unserer Seite. Menschen, die für uns da waren, die zuhörten und mitfühlten. Menschen, die aktiv wurden und die richtigen Entscheidungen trafen. Menschen, die ein paar Schritte mit uns gingen und uns begleiteten. Menschen, die uns nahestanden, genauso wie Menschen, die uns zum ersten Mal begegneten. Jeder von ihnen trug seinen eigenen Teil dazu bei, dass unser Weg ein kleines bisschen leichter wurde, dass die Last nicht allzu schwer wog. Aufmerksame Ärzte und tolle Therapeuten, die sich so liebevoll um Noah kümmerten, die vielen hilfsbereiten Menschen bei Ämtern und Einrichtungen, die uns das Leben leichter machten, und natürlich unsere wunderbaren Familien und Freunde, die von Anfang an hinter uns standen. Überall wurden wir aufgefangen. Von der praktischen Unterstützung in den alltäglichen Belangen über die gute therapeutische und medizinische Betreuung bis hin zur seelisch-moralischen Unterstützung – all das machte uns Mut und schenkte uns Sicherheit und Halt.

Und so fing ich an, das Geschehene als Anstoß für eine neue Sichtweise auf das Leben zu betrachten. Als Chance, den eigenen Horizont und das eigene Denken zu erweitern. Musste ich mir doch eingestehen, dass ich mich in der Vergangenheit viel zu oft über Banalitäten geärgert und viele Dinge als selbstverständlich betrachtet hatte. Erst jetzt wurde mir bewusst, was wirklich im Leben zählte. Es glich einem Erwachen, das tief aus meinem Inneren kam und mich mit überwältigender Kraft durchströmte, das mich durchrüttelte und mich das Leben mit all seinen Facetten viel intensiver spüren ließ als jemals zuvor.

Besonders intensiv erlebte ich dieses Gefühl der Dankbarkeit, wenn wir in der Frühförderstelle waren. Hier, wo unser Weg begonnen hatte, wurden wir betreut, beraten und aufgefangen. Dieser mittlerweile so vertraute Ort wurde zu meinem zweiten Zuhause. Hier fühlte ich mich aufgehoben und sicher. Das spürte auch Noah. Es war ein Ort, an dem Familien mit ihren „besonderen" Kindern nicht nur therapeutische Unterstützung und persönliche Beratung bekamen – es war auch ein Ort, an dem Familien wie unsere zusammenfanden. Hier waren wir unter uns. Jeder mit seiner eigenen Geschichte und seiner eigenen kleinen Welt – doch waren wir alle verbunden durch unsere „besonderen" Kinder.

Mittlerweile war es Frühling geworden, und mit dem Erwachen der Natur und der Lebensfreude eröffnete sich genau hier eine weitere neue Welt der Erfahrungen für Noah und mich:

ein Eltern-Kind-Treffen in der Frühförderstelle. Es war der Beginn einer ganz besonderen Zeit, in der ich den regelmäßigen Austausch mit anderen Müttern ganz neu wertschätzen lernte. Zwar hatten unsere Kinder alle sehr unterschiedliche Formen der Behinderung, doch viele unserer Sorgen waren sich ähnlich. Jede von uns hatte bereits schwere Zeiten durchlebt und kannte die Alltagssorgen mit einem „besonderen" Kind. In dieser Gruppe unter Gleichgesinnten hatten wir nun einen geschützten Rahmen, um uns regelmäßig auszutauschen und gemeinsam mit unseren Kindern zu spielen. Und so entwickelten sich in diesem Kreis viele gute Bekanntschaften und enge Freundschaften. So auch mit der jungen Mutter, die ich mit ihrer süßen kleinen Tochter beim Eltern-Kind-Frühstück getroffen hatte. Hier kreuzten sich also unsere Wege wieder, und es war der Beginn einer ganz „besonderen" Freundschaft, die uns unsere „besonderen" Kinder geschenkt haben. Eine Freundschaft mit einem Menschen, der genau weiß, wie es sich anfühlt, wenn einem der Boden unter den Füßen weggezogen wird. Einem Menschen, der die gleichen Gefühle kennt, der sich hundertprozentig in sein Gegenüber hineinversetzen kann. Die gemeinsame Erfahrung mit unseren „besonderen" Kindern führte uns zusammen und machte aus zwei Fremden enge Vertraute.

… und neuen Plänen

Die Wochen vergingen, und unser Leben mit dem Fragilen-X-Syndrom war mittlerweile zur Normalität geworden. Der Alltag hatte sich gut eingespielt, und es war an der Zeit, neue

Pläne zu schmieden – hatten wir doch das ganze Leben noch vor uns. Zwar anders als erwartet – aber gerade deswegen war jetzt genau der richtige Zeitpunkt, um darüber nachzudenken, wie unsere Zukunft mit Noah aussehen könnte. Schließlich wussten wir, dass er vermutlich immer auf Hilfe angewiesen sein würde. Und so wurde unser Wunsch nach einem eigenen Häuschen immer größer. Die eigenen vier Wände – mit einem separaten Wohnbereich für Noah, in dem er auch später bei uns wohnen bleiben könnte. Die ersten Ideen nahmen langsam Form an und entwickelten sich innerhalb weniger Monate zu konkreten Bauplänen. Es waren traumhafte Aussichten. Wir drei würden uns unser eigenes Zuhause einrichten und immer zusammenbleiben. Mit diesen Bildern vor Augen entstand eine unglaubliche Motivation, eine Freude auf das, was vor uns lag. Natürlich war mir bewusst, dass uns die Bauphase auf eine weitere harte Probe stellen würde. Denn Christian müsste all seine Kraft in den Hausbau stecken, und ich würde ihm dabei den Rücken freihalten. Und dennoch: Endlich hatten wir wieder ein neues Ziel vor Augen, und wir freuten uns auf unsere gemeinsame Zukunft. Ja, das Leben war doch schön.

Jetzt fehlte nur noch eins. Das Tüpfelchen auf dem i. Eine Hochzeit. Unsere Hochzeit. Bisher hatten wir auch ohne Eheversprechen und Ehering sehr glücklich zusammengelebt. Doch die Erfahrungen der vergangenen Monate hatten uns noch einmal mehr zusammengeschweißt, und es fühlte sich genau richtig an, diesen einen letzten Schritt nun auch noch zu gehen. Dieser Schritt sollte nicht nur ein Zeichen für unsere Liebe und unseren Zusammenhalt sein. Er ermutigte uns, an unsere gemeinsame Zukunft und an unser Glück zu glauben. Uns darauf zu besinnen, dass wir eine Familie sind, die alles schaffen kann, wenn sie zusammenhält.

Und so schufen wir uns unsere wunderbare kleine und heile Welt, die ihren ganz eigenen Rhythmus hatte. Es war Noahs Rhythmus. Er war mittlerweile zwei Jahre alt, und in kleinen Schritten und mit viel Geduld ging es stetig voran. Es waren vor allem die scheinbar unbedeutenden und kleinen Dinge, die unsere Herzen immer wieder zum Schmelzen brachten. Sein erstes „Wort" mit zwei Jahren, eigentlich nur eine Silbe – aber die erste bewusste Antwort auf eine Frage. Eine kleine Silbe, die ein Feuerwerk in meinem Herzen entfachte. Oder seine süßen Gesten, die er nach unzähligen Wiederholungen beim Üben der Gebärdensprache nachahmte. Die vielen kleinen Worte, die er im Laufe der Wochen dazulernte. Seine ersten Versuche, alleine mit dem Löffel zu essen. Wie er sich an sein Köpfchen packte, wenn er merkte, dass etwas schiefgegangen war. Oder wie er seine ersten wackeligen Stehversuche machte … Es waren die vielen winzig kleinen Fortschritte, die unseren Alltag so bereicherten. Wir konnten stolz auf uns sein. Auch wenn es sicher nicht immer einfach war: Wir waren dabei, das Beste aus unserer Situation zu machen. Und es fühlte sich gut an.

6.

Höhen und Tiefen –
Der Alltag mit einem FraX-Kind

Der Weg nach draußen

Die Monate vergingen, und wir hatten uns in unserer eigenen kleinen Welt schön eingerichtet – gut aufgehoben in einem sicheren und vertrauten Umfeld von Familie und Freunden. Auch wenn die Tage und vor allem die schlaflosen Nächte zunehmend an meinen Kräften zehrten, gab mir doch der gewohnte Ablauf, der sichere Rahmen großen Halt. Wir waren endlich angekommen, und ich versuchte, jeden Tag, so gut es ging, zu genießen. Denn ich ahnte bereits, dass sich bald einiges ändern würde ...

Vor uns lag ein großer Schritt: Der Übergang in die große „Welt da draußen". In einem halben Jahr sollte Noah in den Kindergarten kommen. Ich konnte es noch gar nicht wirklich glauben. In meiner Wahrnehmung war er immer noch der kleine Junge, der meinen Schutz und meine ganze Fürsorge brauchte. Wenn er so zufrieden in seinem Buggy saß, weil er noch nicht laufen konnte, wenn er genüsslich an seinem Schnuller nuckelte oder ich ihm sein Fläschchen gab – dann fühlte es sich an, als wäre die Welt vor zwei Jahren einfach stehen geblieben. Oder war ich nicht vielleicht selbst diejenige, die an der behüteten Vergangenheit festhalten wollte? Die einfach nicht loslassen wollte? Denn auch wenn ich wusste, dass Noah die Zeit im Kindergarten unglaublich gut tun würde – das Zusammensein mit anderen Kindern, die festen Abläufe und Regeln und die vielen neuen Erfahrungen –, machte mir all das Angst. Diese aufregende Zeit, die vor uns lag, der Weg raus aus unserem sicheren Hafen hinaus in die große weite Welt, die entdeckt werden wollte – sie hatten etwas Bedrohliches.

Wie würde das wohl alles werden – mit Noah und den anderen Kindern? Würde er sich im Kindergarten wohl fühlen? Würde er dort Freunde finden? Oder würde er eher eine Außenseiterrolle einnehmen? Wie würden die Kinder mit seinen Besonderheiten umgehen? Und natürlich beschäftigte mich auch der Gedanke an *meine* Rolle in diesem neuen Lebensabschnitt: Wie würde ich mit den anderen Eltern zurechtkommen? Würde ich mich dort wohlfühlen – unter lauter Müttern von gesunden Kindern? Welche Gesprächsthemen hätten wir denn? In meinen Augen lebten wir in einer „Parallelwelt" zu all den anderen Familien. Schließlich war unser Alltag ein ganz anderer. Doch auch, wenn mich diese Gedanken und Gefühle nicht losließen – in diesem Moment konnte ich nichts an alledem ändern. In einem halben Jahr würde ich mehr wissen.

Einen kleinen Vorgeschmack von dieser großen Welt „da draußen" bekamen wir bereits einige Monate vor dem ersten Kindergartentag. Gemeinsam mit unserer Frühförderin hatten wir uns dazu entschieden, Noah stundenweise in einer U3-Kindergruppe im städtischen Mütterzentrum anzumelden. Eine ideale Möglichkeit, uns ein wenig auf die Zeit im Kindergarten vorzubereiten: In einer überschaubaren und vertrauten Gruppe lernten die Kinder hier, sich in kleinen Schritten von ihren Eltern zu lösen, und wurden durch den strukturierten Tagesablauf langsam auf den Kindergarten vorbereitet. Die Idee klang wunderbar, und meine Bedenken, ob wir den Erzieherinnen die Betreuung von Noah überhaupt „zumuten" konnten, wurden schnell aus dem Weg geräumt. Denn auch wenn Noah noch nicht laufen oder sprechen konnte und auch sonst noch sehr viel Unterstützung brauchte, waren die beiden zuständigen Betreuerinnen völlig entspannt und zuversichtlich und empfingen uns so herzlich, dass ich vor Rührung und Erleichterung Tränen in den Augen hatte.

Und tatsächlich: Innerhalb weniger Stunden hatte Noah Vertrauen gefasst und war voll und ganz in der Gruppe angekommen. Er fühlte sich sichtlich wohl unter den Kindern und wurde von den Betreuerinnen liebevoll versorgt. Das, was für mich zunächst als Experiment, als erster Versuch gedacht war, wurde zu einer wertvollen Erfahrung für mich, die ich nicht missen mochte. Hier lernte ich zum ersten Mal, mein Kind in fremde Hände zu geben, den Erzieherinnen zu vertrauen, und auch meinem Kind und seinen Stärken zu vertrauen. Ich durfte lernen, loszulassen. Und wie sollte es auch anders sein: Noah machte es mir natürlich wieder sehr leicht, so dass wir uns relativ schnell an die neue Situation gewöhnt hatten.

Nur eine Sache stimmte mich nachdenklich. Lag es daran, dass wir neu hier waren? Dass wir noch niemanden kannten? Oder warum fiel es mir so schwer, mit den anderen Müttern Kontakt aufzubauen? Eigentlich war ich doch ein offener und kontaktfreudiger Mensch. Doch hier fühlte ich mich so unerklärlich verunsichert und fremd. Immer dann, wenn sich die anderen wartenden Mütter auf dem Gang über ihre Kinder unterhielten, waren es für mich Geschichten wie aus einer unbekannten, fernen Welt, die uns verborgen blieb. Wenn sich die Tür des Spielraumes langsam öffnete und die anderen Kinder ihren Eltern entgegenliefen, während Noah alleine auf dem Boden des großen Raumes sitzen blieb, wenn ich ihn auf den Arm nahm und er vor Erschöpfung nur noch ins Leere schaute, während die anderen Kinder aufgeregt durcheinander plapperten – dann wusste ich, dass etwas anders war. Dass unser Leben ein anderes war. Und so sehr ich die Betreuerinnen alle ins Herz geschlossen hatte und wusste, dass es Noah hier gut ging, so erleichtert war ich doch, wieder zuhause – in unserer eigenen und vertrauten Umgebung zu sein. War ich etwa noch nicht bereit für diese „große Welt da draußen"? Immerhin hatte ich nun noch etwas Zeit, mich in kleinen Schritten an diese „neue Welt" zu gewöhnen. In ein paar Monaten würden sich unsere Wege wieder trennen und wir würden im Kindergarten neue Kinder und Eltern kennenlernen. Ich war gespannt.

Von Inklusion und Isolation

Es war ein warmer Morgen im August, und die Sonne schien für uns vom strahlendblauen Himmel, als wir Noah in den Kindergarten brachten. Sein erster Kindergartentag. Wir hatten das große Glück, dass die Kita in unserem Wohnort ein Integrativkindergarten war und Noah hier einen Platz bekommen hatte. In den Vorgesprächen mit dem Kita-Leiter und der Integrationskraft waren wir so herzlich und vertrauensvoll empfangen worden, dass sich meine anfänglichen Sorgen ein wenig gelegt hatten. Und nachdem Noah in einer ersten Schnupperstunde seine zukünftige Gruppe und die vielen lieben Erzieherinnen kennenlernen durfte, hatte ich so viele positive Eindrücke gesammelt, dass ich an diesem Morgen gut gelaunt in den Tag startete und es kaum erwarten konnte, dass es nun endlich losging. Nun begann also ein neuer Lebensabschnitt – für Noah und auch für uns. Es war der Beginn einer wunderschönen Zeit, die mich sehr prägen sollte.

Die Eingewöhnungsphase verlief ziemlich entspannt. Kein Abschiedsdrama, keine Tränen – Noah machte das richtig toll. Schon nach wenigen Tagen hatte er sich wunderbar eingelebt. Und mit seiner fröhlichen und charmanten Art hatte er in kürzester Zeit seinen festen Platz in der Einrichtung gefunden. Die anderen Kinder kümmerten sich rührend um ihn. Zu süß, wie herzlich er begrüßt wurde und wie die kleinen Spielkameraden sich um ihn sorgten. Mit der Zeit entwickelten sich bereits erste „kleine Freundschaften". Noah war angekommen. Ein schönes Gefühl.

Und auch ich hatte relativ schnell Anschluss gefunden. Bekannte Gesichter aus dem Ort genauso wie einige neue Kontakte, die sich zu echten Freundschaften entwickelten.

Wir wurden in der Kitagemeinschaft so herzlich aufgenommen – vom Team, von den Eltern und Kindern –, dass meine ursprünglichen Sorgen schnell vergessen waren. Wir waren keineswegs Außenseiter, sondern mitten drin, mit dabei. Wenn ich mich mit den anderen Müttern unterhielt, konnte ich sogar für einen Moment vergessen, dass Noah anders war. Es entwickelte sich eine so angenehme Normalität, die mir einfach guttat.

Und doch blieb da immer noch ein Hauch von diesem Gefühl, anders zu sein. Natürlich wusste ich, dass wir dazugehörten wie alle anderen. Trotzdem wurde ich dieses Gefühl nicht los, dass immer und immer wieder an mir klebte. Wenn ich Noah zum Beispiel morgens in den Kindergarten brachte und er sich weigerte, die wenigen Schritte mit mir zur Eingangstür zu laufen: Während die anderen Kinder mit ihren kleinen Täschchen in der Hand fröhlich hineinspazierten, hatte ich meine Last, Noah jeden einzelnen Schritt herauszulocken – und das, obwohl er mittlerweile laufen *konnte!* Die kleinsten Strecken wurden für ihn zur Hürde. Oder wenn ich die anderen Kinder beobachtete, wie sie sich von ihren Eltern verabschiedeten, sie umarmten und küssten und sich kaum von ihnen lösen konnten. Auch wenn ich es gewohnt war, blutete mir in diesen Momenten das Herz, wenn Noah mich in all dem Trubel vor lauter Ablenkung nicht einmal mehr wahrnahm. Keine Verabschiedung, kein Kuss – nichts. Oder wenn andere Mütter mittags von strahlenden Kinderaugen und mit offenen Armen empfangen wurden und Noah gar nicht mitbekam, dass ich überhaupt da war. Es waren diese kleinen Momente, die mich nachdenklich stimmten, die mich traurig machten.

Ja, bei uns war einfach vieles anders. Manches vielleicht einfacher als bei anderen Familien, aber vieles war eben doch eine große Herausforderung. Nicht nur körperlich, sondern vor allem emotional. Es waren oft nur Kleinigkeiten, die aber ihre Spuren hinterließen. Spuren, die niemand sehen konnte. Nach außen schien unser Leben doch ganz in Ordnung. Wir kamen gut zurecht, hatten tolle Unterstützung und ein wirklich süßes Kind. Mit seiner charmanten Art verzauberte Noah die Menschen um ihn herum immer wieder aufs Neue und wickelte alle um den Finger. Doch was in diesen Momenten keiner ahnte, war, dass es da noch eine andere Seite gab. Unser Leben zuhause, das so völlig anders war als das, was man von außen so wahrnehmen konnte. Selbst wenn ich versuchte, in wenigen Worten einen Einblick in unseren Alltag zu geben, konnte wohl niemand erahnen, wie es tatsächlich war – das Leben mit einem FraX-Kind. Genau das waren die Momente, in denen ich mich alleine fühlte. Umgeben von so vielen lieben Erzieherinnen und Erziehern, herzlichen Müttern und tollen Kindern – und doch völlig allein. Es war dieses Gefühl, in zwei völlig verschiedenen Welten zu leben.

Anfangs versuchte ich, bei jeder Gelegenheit meine Sicht der Dinge, mein Erleben mit Noah zu schildern. Doch ich erkannte relativ schnell, wenn es zwecklos war. Wenn lieb gemeinte Aussagen wie: *„Ja, das kenne ich nur zu gut…"* oder: *„Das ist bei uns auch so…"* mich trösten sollten, ich stattdessen aber anfing, innerlich zu rebellieren, dann wusste ich, dass ich an dieser Stelle am besten aufhören sollte mit meinen Erklärungsversuchen. Wie sollte auch ein Außenstehender aus zwei, drei Sätzen all das nachvollziehen können, was selbst Christian und ich zuhause manchmal nicht in Worte fassen konnten? Diese verrückte FraX-Welt. Und so entwickelten sich diese gut gemeinten Aussagen zu regelrechten Triggern für mich. Jeder Versuch meines Gegenübers, Verständnis und Zusammengehörigkeit zu zeigen, ließ bei mir die Alarmglocken schrillen. Ich wollte es nicht hören! Denn ich wusste, dass es eben *nicht* so war. Sicher waren die Situationen zuhause mit Kindern in irgendeiner Weise vergleichbar oder ähnlich, aber niemals wirklich *gleich*. Es dauerte eine Weile, bis ich erkannte, dass es wohl besser war, wenn ich gar nicht erst versuchte, unseren Alltag und unser Erleben zu beschreiben. Denn die Tragweite, die Auswirkungen, die all das manchmal auf mich hatte, konnte ich oft gar nicht in Worte fassen. Und wenn ich mich noch so sehr bemühte: Das wahre Gefühl, die Emotionen, die ich erlebte, konnte ich wohl niemandem wirklich vermitteln, und es machte mich einfach nur müde.

Ich fühle mich so allein

Tatsächlich verließen mich nach und nach meine Kräfte. Ich fühlte mich mit allem so allein. Allein mit meinen Gefühlen. Allein mit diesem „Anderssein". Allein mit dem Fragilen-X-Syndrom. Immer wieder drängten sich die Worte des Arztes aus dem SPZ in meinen Kopf. Sie schnürten mir die Kehle zu und ließen mich fast verzweifeln.

Wir hatten ihn im letzten Gespräch um Rat gebeten, weil uns Noahs Verhaltensauffälligkeiten Sorgen machten. Er war immer schwerer zu motivieren und wehrte sich gegen viele alltägliche Dinge – im schlimmsten Fall auch durch Treten und Beißen. Der Arzt fand auch in diesem Gespräch sehr klare Worte für uns – vor allem für mich als Mutter: „Wenn ich Sie so beobachte, habe ich die Befürchtung, dass Sie zu locker, fast schon zu liebevoll mit Noah umgehen."

Wie bitte? Ich dachte, ich höre nicht richtig. Wie kann denn eine Mutter zu liebevoll sein? Wie kann eine Mutter ihrem Kind zu viel Liebe und Zuneigung zeigen? Ich war immer der Meinung gewesen, dass eine liebevolle Erziehung – gepaart mit den nötigen Regeln und Grenzen – genau das Richtige seien. Doch der Arzt erklärte uns, dass das in unserem Fall eben nicht reichte. Stattdessen seien bei Kindern wie Noah ganz klare Regeln und konsequente Führung und Strenge die Grundlage für die Erziehung und für ein gutes Miteinander. Er machte mir sehr eindringlich klar, dass uns ein zu liebevoller und lockerer Umgang in Zukunft noch mehr Probleme bringen könnte.

Ich spürte, wie sich in mir alles sträubte. Nein, das konnte ich nicht! Und das wollte ich auch nicht! Das bin doch nicht *ich*! Wie sollte ich die Rolle einer strengen Mutter spielen, wenn mein Herz voller Liebe und Hingabe war? Der Arzt sah mir meine Ratlosigkeit vermutlich an und versuchte mir gut zuzureden. Doch ich konnte spüren, wie ernst es ihm war. Er hatte in den vielen Jahren seiner Tätigkeit bereits so einige Familien wie uns kennengelernt und kannte die typischen Probleme im Umgang mit den Kindern. Nach seinen persönlichen Erfahrungen war das Mutter-Kind-Verhältnis bei vielen Familien mit Fragilem-X-Syndrom sehr problematisch, und nicht wenige Kinder lebten im Internat.

Der Gedanke daran verpasste mir einen Schlag ins Gesicht. *Ich*, die ihr Kind von Herzen liebte und immer nur das Beste wollte, ausgerechnet *ich* sollte Probleme mit meinem Kind bekommen? Dieser Gedanke war so absurd. Vor allem war er schmerzvoll. Ich hatte das Gefühl, mein eigenes Kind zu verlieren. Zu verlieren an diesen Gendefekt, der mein ganzes Leben völlig auf den Kopf stellte.

Immer dann, wenn zuhause mal wieder alles aus dem Ruder lief und ich an meine Grenzen kam, wurde dieser Gedanke stärker und mächtiger und brachte mich an den Rand der Verzweiflung. Verdammt, das konnte doch alles nicht wahr sein! Ich wollte doch einfach nur eine gute Mutter sein! Wollte die Zeit mit Noah genießen – so wie wir es auch vorher getan haben. Doch es wurde immer schwieriger, und die Prognosen unseres Arztes machten mir Angst. Ich fühlte mich so allein mit der ganzen Situation. Allein und unverstanden. Wer auf dieser Welt sollte mich denn verstehen?

Im Wechselbad der Gefühle

Es war schon spät, als ich vorm Schlafengehen noch einen kurzen Blick in Noahs Zimmer werfen wollte. Vorsichtig öffnete ich die Tür und schlich mich an sein Bett. Durch den Lichtschein aus dem Nachbarzimmer, der die Dunkelheit durchbrach, konnte ich Noah beim Schlafen beobachten. Da lag er, ganz friedlich und ruhig. Seine Gesichtszüge wirkten so zart und sanft. Ein bezaubernder Anblick, der in Sekunden mein ganzes Herz erfüllte. Er schnaufte zufrieden und wirkte völlig entspannt. Ich stand da und schaute ihn einfach nur an.

Wie gut das tat. Diese Stille, diese Ruhe, die ich im Alltag so oft vermisste. Groß war er geworden. Für einen kurzen Moment war ich fast erschrocken. Hatte ich im ständigen Alltagstrubel gar nicht mitbekommen, wie die Zeit vergangen war? Hatte ich übersehen, wie groß mein Kind geworden war?

Oder hatte ich die Augen davor verschlossen und wollte es nicht wahrhaben? Konnte ich es vielleicht gar nicht wahrnehmen? Noah war mittlerweile vier. Doch während ich ihn noch immer pflegte wie ein Kleinkind, sah ich den großen Jungen in ihm gar nicht. Ich spürte nur, dass sich etwas verändert hatte. Ganz langsam und schleichend. Ich konnte es nicht aufhalten. Es war der Gang der Zeit.

Ich strich Noah sanft über den Kopf und ging aus dem Zimmer. Doch meine Gedanken waren noch bei ihm. Es ging mir einfach nicht aus dem Kopf, wie groß er geworden war. Und nicht nur das – er war vor allem schwerer geworden. Das Tragen und Heben war mittlerweile eine echte körperliche Belastung. Die täglichen Handgriffe immer anstrengender.

Anstrengend. Alles war so furchtbar anstrengend geworden. Immer öfter stieß ich an meine Grenzen. Körperlich – und vor allem emotional. Der Alltag hatte seine Leichtigkeit verloren. Und ich mich selbst. Ich vermisste meine Klarheit, meinen Optimismus von damals. Stattdessen konnte ich meinen eigenen Gefühlen oft selbst nicht mehr trauen. Stärke und Zuversicht? Oder pure Verzweiflung?

Ein Wechselbad der Gefühle, das mich innerhalb von Sekunden aus der Bahn werfen konnte. Zwischen Dankbarkeit und Traurigkeit, zwischen Offenheit gegenüber der Welt da draußen und dem Rückzug in meine eigene kleine FraX-Welt. Zwischen der Liebe zu meinem Kind und der inneren Leere, in der kein Platz mehr war für Gefühle. Sie waren wie erloschen. Mein Mutterherz eingefroren. Es war eine Achterbahn der Gefühle, die mich nicht zur Ruhe kommen ließ. Gefühle, die ich in dieser Vielfalt und Ausprägung so noch nicht erlebt und vor allem nicht erwartet hatte. Eine Geschwindigkeit, von der mir fast schwindelig wurde.

Immer wieder war ich erschrocken von mir selbst. Was war bloß los mit mir? Was war bloß passiert, dass ich mich so oft über den Alltag beklagte und mich einfach hängen ließ? Sollte ich nicht stattdessen glücklich sein? Die vielen kleinen Dinge wertschätzen? Sicher, das tat ich auch. Aber ich musste sehr genau hinschauen, weil ich sie sonst vor lauter Erschöpfung nicht sehen konnte.

Von Verzweiflung und echten Glücksmomenten

Diese Achterbahn der Gefühle zog sich durch meinen gesamten Alltag. Doch nicht nur in meinem Inneren spürte ich dieses ständige Auf und Ab. Auch im Außen erlebte ich einen permanenten Wechsel zwischen Höhen und Tiefen, so wie es das Leben mit einem Frax-Kind eben mit sich bringt. Meist lagen nur wenige Sekunden zwischen Glück und Verzweiflung. Ein schmaler Grat zwischen zwei Extremen. Zwischen Hochgefühlen und Niederschlägen. Und genau das machte den Alltag oft so anstrengend. Situationen wie diese…

Laufen und Situationsübergänge

Auf einmal erinnerte ich mich wieder an dieses schöne Gefühl – an diesen besonderen Herzensmoment, als Noah seine ersten freien Schritte machte, damals, als er fast drei Jahre alt war. Ich war so überrascht, dass ich gar nicht glauben konnte, was meine Augen da sahen. Ich war fassungslos vor Glück! Ein kurzer Moment, der für immer in meiner Erinnerung bleiben sollte, der aber im Alltag viel zu oft in Vergessenheit geriet. Denn obwohl Noah laufen konnte, wurde genau das zu einer unserer größten Hürden. Immer wieder weigerte er sich zu laufen. Vor allem außerhalb seines gewohnten Rahmens in der Wohnung und im Kindergarten wehrte er sich gegen jeden noch so kleinen Schritt. Statt ihm hinterherzulaufen und ihn wie andere kleine Kinder wieder einzufangen, war ich damit beschäftigt, ihn zum Laufen zu animieren. Es war zum Verzweifeln. Kein Arzt, kein Therapeut konnte sich diese Unlust erklären. Die einzige Vermutung war, dass er Angst vor dem Unbekannten, vor der großen unbegrenzten Welt um ihn herum haben musste. Und so blieb er am liebsten in seinem Buggy sitzen oder musste selbst kleine Strecken getragen werden.

Es war ein Kampf gegen Windmühlen. Jeder Ortswechsel, jeder Situationswechsel wurde zum Kraftakt. Jammern, weinen, quengeln. Noah war wie festgewurzelt an dem Ort, an dem er sich gerade befand. Und genau *hier* wollte er auch bleiben. Dies zu durchbrechen war für mich als Mutter fast unmöglich. Selbst die wenigen Schritte von der Couch zum Esstisch oder in sein Kinderzimmer – oft unüberwindbar für Noah.

Noch schwieriger war der Weg nach draußen in den Garten oder zum Auto. Unzählige Situationen im Alltag, die immer wieder Zeit, Geduld und Nerven kosteten. Wenn meine Geduld wieder mal am Ende war, blieb mir nichts anderes übrig, als ihn zu tragen. Wie oft habe ich die Blicke der anderen hinter meinem Rücken gespürt, manchmal die Kommentare gehört und versucht, mich zu rechtfertigen. Es machte mich wütend und vor allem hilflos. Ich hatte das Gefühl, mein Kind zu allem motivieren zu müssen. Nichts geschah von alleine. Jegliche kindliche Neugier oder das Interesse an den alltäglichen Dingen – ein „gewöhnlicher" Alltag – es gab sie nicht.

Kommunizieren und plötzlich abtauchen

Und dann wurde ich doch wieder überrascht von einem der vielen kleinen Fortschritte, die mich so glücklich machten. Wenn Noah zum Beispiel ein neues Wort kannte und mit diesem einen kleinen Wort ganze Berge versetzen konnte. Wie an jenem Abend, als ich meinen Ohren nicht traute. Hatte er das eben wirklich gesagt? „Lieb!" Nur ein Wort – und ich wusste um seine Bedeutung. Mit diesem kleinen Wort hatte Noah mir gerade zum ersten Mal gesagt, dass er mich liebhat. Ein Feuerwerk der Gefühle, das mich für einen kleinen Moment den ganzen Stress vergessen ließ. In Momenten wie diesem schien auf einmal alles ganz normal – einfach so, wie ich es mir immer vorgestellt hatte: Ein fröhliches und zufriedenes Kind, mit dem ich kommunizieren kann, das auf meine Worte oder Gesten, auf meine Ansprache reagiert. Das, was für andere ganz normal war, genau das war in diesem Moment das pure Glück für mich – und ist es bis heute geblieben: Wenn Noah „da" ist und nicht in seiner eigenen Welt gefangen ist.

Nur wenige Minuten später standen mir wieder Tränen in den Augen. Wir saßen beim Abendessen. Während Noah eben noch so klar und wach schien, war er jetzt plötzlich wieder ganz woanders. Ich wusste, dass er leicht abzulenken war und vor allem, dass ich in ganz einfachen Sätzen mit ihm sprechen musste, damit er mich verstand. Also nahm ich seine Hand, damit er mich spüren konnte, beugte mich etwas näher an ihn heran und sprach ihn mit klaren Worten an. „Noah, trink bitte einen Schluck." Doch nichts passierte. Meine Worte kamen einfach nicht bei ihm an. Ich war für ihn wie Luft. Ich existierte überhaupt nicht. Sein Blick ging ins Leere und wie so oft fing er an, mit den Händen und Armen zu wedeln, während sein Kopf unkoordiniert dazu wackelte. Unter dem Tisch zappelten seine Beine, und sein ganzer Körper bebte vor Anspannung. Zwischendurch schloss er die Augen und war damit völlig abgetaucht. Es war zum Verrücktwerden. Vor allem aber machte es mich traurig und hilflos, wenn er scheinbar so weit weg war. Weit weg in einer anderen Welt.

Essen und erbrechen

Wenn er sich gefangen hatte und weiter essen konnte, war ich wieder in Alarmbereitschaft. Denn Noah stopfte alles in sich hinein, was er in die Finger bekam. Ohne richtig zu kauen, schluckte er selbst große Brocken einfach hinunter. Wenn ich nicht aufpasste, ihn nicht zügelte oder rechtzeitig ermahnte, war es nur eine Frage von Sekunden, bis sein Würgereiz einsetzte und er alles wieder erbrach. „Noah, stopp! Abbeißen!" Auch diese Ansage ging ins Leere. Es trieb mir regelmäßig den Puls in die Höhe, denn ich war ununterbrochen damit beschäftigt, seine Aufmerksamkeit zu bekommen, sein Bewusstsein zu schärfen, damit er meine ständigen Mahnungen wahrnehmen konnte und wenigstens ab und zu darauf reagierte. Immer und immer wieder die gleichen Sätze – hundertfach, tausendfach, vielleicht zehntausendfach wiederholt. Und doch blieben sie nicht hängen. Innerhalb von Sekundenbruchteilen war er wieder zurück in „seiner" Welt, und ich versuchte aufs Neue, ihn zu erreichen.

Nähe und Körperkontakt

Und dann gab es sie eben doch noch, diese entspannten und unbeschwerten Momente, in denen wir einfach nur Quatsch machten, tobten, rauften und kitzelten und ich alles um uns herum vergessen konnte. Noah liebt es, richtig wild durchgekitzelt zu werden und zu toben, so dass er sich selbst und seinen Körper bis in die letzte Zelle spürt und intensiv wahrnimmt. Und auch ich konnte von diesen Momenten voller Lebensfreude gar nicht genug bekommen, denn es waren die wenigen Augenblicke, in denen Noah körperliche Nähe überhaupt einmal freiwillig zuließ. Wenn ich ihn durchkitzelte und er aus tiefstem Herzen lachte und so spürbar glücklich und entspannt war, dann konnte auch ich mich entspannen. Es war Balsam für meine Seele, sehnte ich mich doch so sehr nach seiner Nähe, seiner Liebe, seiner Wärme.

Wenn ich großes Glück hatte, dann durfte ich manchmal seine zarten Hände für einen Moment in meinen spüren, seine weiche warme Haut streicheln. Doch schon im nächsten Augenblick war er wieder entwischt... wie ein kleiner Schmetterling, den man sich nicht anzufassen traut. Dieses wunderschöne Wesen, das man aus sicherer Entfernung beobachtet und dem man sich nur ganz vorsichtig nähert, um es nicht zu verschrecken. Ein so zarter Anblick, unsagbar schreckhaft und vor allem: wunderschön. Genauso brauchte es auch im

Umgang mit Noah viel Fingerspitzengefühl und Sensibilität, und nicht immer gelang es mir, diese wohltuende Nähe zu ihm aufzubauen. Ich wusste, dass ich ihn frei lassen, ja, loslassen musste, damit er wieder zu mir zurück kam. Umso glücklicher machte es mich dann, wenn er tatsächlich ganz unerwartet auf mich zu kam und mich umarmte. Ein seltener Moment und so zauberhaft, ein Gefühl, das sich kaum in Worte fassen lässt. Ein warmes Kribbeln im Bauch, ein Feuerwerk der Emotionen. Meist nur von kurzer Dauer, aber dafür umso schöner.

Stimmungsschwankungen

Wer die Empfindsamkeiten und Stimmungsschwankungen eines FraX-Kindes einmal erlebt hat, lernt diese glücklichen Momente ganz besonders zu schätzen. Momente, die ich aufsaugte, auskostete und einfach nur genießen wollte. Denn schon eine Sekunde später konnte es wieder vorbei sein. Und so saß mir immer auch diese Angst im Nacken. Die Angst vor dem nächsten Stimmungswechsel, dem nächsten Stimmungseinbruch – so unberechenbar und plötzlich und oft so unerklärlich. Gerade zuhause, in seiner vertrauten Umgebung, ließ Noah seinen Gefühlen und Empfindungen freien Lauf – vor allem seinem Unmut und seiner Unzufriedenheit. Den Auslöser oder Grund dafür konnte ich meist gar nicht auf Anhieb erkennen. Hunger oder Durst? Müdigkeit? Unbehagen? Reizüberflutung? Wenn alle meine Versuche scheiterten, ihn zu beruhigen und ich mir keinen Rat mehr wusste, brauchte ich all meine Energie, um das Jammern, Quengeln und Weinen auszuhalten und nicht selbst daran zu zerbrechen. Denn im

Laufe der Zeit war dieses einfache und scheinbar so harmlose, aber doch extrem penetrante Jammern zu einem regelrechten Alarm für mich und meinen Körper geworden. Sobald der erste Ton meine empfindlichen Ohren erreichte, reagierte mein ganzer Körper: Zunächst ein dumpfer Hall in meinen Ohren, der sich schnell zu einem nervtötenden Piepen entwickelte, bis ich das Gefühl hatte, dass mein Trommelfell gleich explodierte. Mein Herzschlag wurde schneller und heftiger, und ich hatte das Gefühl, keine Luft mehr zu bekommen. Ich wollte fliehen, der Situation entkommen und hatte den Drang, laut loszuschreien oder zu weinen. Doch ich tat es nicht. Dann spürte ich dieses Drehen in meinem Kopf und hoffte, dass ich vor lauter Wahnsinn nicht das Bewusstsein verlor.

Wortwiederholungen

Ähnlich empfindlich reagierte ich auch auf die vielen Wortwiederholungen von Noah. Was im Fachjargon so melodisch als „Echolalie" bezeichnet wird, wurde im Alltag zu einem massiven Stressfaktor für mich. Wenn im Fünf-Sekunden-Takt immer und immer wieder das gleiche Wort ertönte, glaubte ich, den Verstand zu verlieren. In meinem Kopf herrschte absoluter Overload. Alarmstufe Rot. Und wieder dieses nervtötende Piepen im Ohr, Herzrasen und Atemnot. Ich mochte einfach nur noch fliehen. Raus aus dieser so verrückten Welt. Raus aus diesem Wahnsinn.

Doch manchmal schaffte ich es sogar, die schönen Seiten der Echolalie zu erkennen. Zum Beispiel, wenn Noah die Menschen um ihn herum immer und immer wieder freundlich

begrüßte – egal ob er die Person kannte oder nicht: „Hallo!",
„Hallo!", „Hallo!!!" Erst wenn er eine Antwort bekam, war
er zufrieden. Und selbst dann machte er weiter: „Hallo!",
„Hallo!", „Hallo!" Gerade ältere Menschen waren ganz ent-
zückt von diesem kleinen freundlichen Jungen, der mit seiner
charmanten Art die Herzen eroberte. Und so wurden unsere
Einkaufstouren samstags morgens zu einer wunderbaren
Gelegenheit, um mit vielen – eigentlich fremden – Menschen in Kontakt zu kommen. Über die Wochen und Monate
hinweg entstanden daraus Bekanntschaften, für die ich noch
heute dankbar bin. So wie mit den lieben Kolleginnen in der
Bäckereifiliale, die morgens schon einen Keks für Noah bereit-
gelegt hatten und auf uns warteten.

„Mama, alles gut!"

Die vielen schönen Erfahrungen gaben mir im Alltag immer
wieder neue Kraft und positive Energie. Und die brauchte ich
auch, wurden doch viele alltägliche Dinge zur Herausforderung, die in der Summe zunehmend an meinen Nerven zehrten. Dinge, die für andere ganz selbstverständlich schienen,
wurden für uns zur Zerreißprobe. Immer dann, wenn die
gewohnten Strukturen und Abläufe durchbrochen wurden,
wenn neue Erfahrungen auf uns warteten oder eben wenn
Berührungen und Körperkontakt erforderlich waren, brauchte
es viel Zeit und Geduld und vor allem gute Nerven. Körper-
pflege, Arztbesuche, neue Umgebungen, neue Situationen,
viele Menschen, ungewohnte Lautstärke – alles, was Noah
überreizte, sorgte für Überforderung und Stress bei ihm. Und

somit auch bei mir. Die Tage fühlten sich einfach nur noch schwer an. Zermürbend und zäh wie Kaugummi.

Umso größer war dafür die Überraschung und das Glücksgefühl, wenn Noah mir einen der vielen Herzensmomente schenkte – so wie an jenem Nachmittag, als wir gemeinsam in seinem Zimmer spielten. Ich saß am Boden und schaute ihm dabei zu, wie er hin und her lief, seine vielen Bücher von links nach rechts räumte und vor sich hinplapperte. Auf einmal blieb er vor mir stehen, legte seine kleinen Hände auf meine Schultern und sagte: „Mama, alles gut! Alles gut!" Mein Herz machte einen Freudensprung, und mein Bauch fing an zu kribbeln! Hatte er das gerade wirklich gesagt? „Alles gut"? Das waren doch eigentlich meine Worte! Auch wenn ich wusste, dass er mich gerade nur nachgeahmt hatte wie so oft, schien es für einen Moment, als wären unsere Rollen vertauscht. Als hätte er gespürt, dass auch *ich* zwischendurch einmal Trost, Geborgenheit und aufmunternde Worte brauchte. Als wollte er mir zeigen, dass wir das schon schaffen würden – und zwar gemeinsam.

Nie werde ich diesen Augenblick vergessen. Es sind genau diese kleinen Überraschungen im Alltag, die mein Herz so braucht und die mich antreiben, weiter zu machen. Nicht aufzugeben. Denn auch wenn ich manchmal glaube, dass mich meine Kräfte verlassen: Aufgeben kam für mich nie in Frage. Ich möchte für mein Kind da sein, eine gute Mutter sein – auch wenn es eine große Aufgabe ist.

7.

Was die Diagnose mit mir und uns als Familie macht

Gedanken an ein zweites Kind

ch stand vor dem großen Verkaufstisch, auf dem sich mittlerweile ganze Stapel von Babykleidern türmten. Schon den ganzen Nachmittag fühlte ich mich müde und bedrückt. Größe 62/68. Das waren noch Zeiten... damals, als Noah noch so klein war. Ich legte den kleinen gestreiften Strampler ordentlich auf einen der Stapel. Die Vorbereitungen für den Herbstbasar liefen gerade auf Hochtouren. Etwa 15 Mütter waren damit beschäftigt, unzählige Baby- und Kindersachen zu sortieren und auszulegen. In diesem Moment fiel mir ein kleines rosafarbenes Oberteil mit feinen Rüschen ins Auge. Ich nahm es hoch und betrachtete es einen kurzen Moment. Eine Mischung aus Sehnsucht und Traurigkeit stieg in mir auf, und langsam wurde mir klar, was an diesem Nachmittag los war mit mir. Ich war umgeben von hunderten Stramplern, Höschen und Mützchen, Spielsachen und allerlei Baby-Equipment. Ein Paradies für junge Eltern. Einige der Mütter hatten ihre Kinder mitgebracht – die älteren sprangen zwischen den Verkaufstischen umher, die kleineren schauten vom Kinderwagen aus dem Treiben zu, und die ganz kleinen schmiegten sich in der Babytrage dicht an Mamas Körper. Ja, sogar ein paar Babybäuche waren heute dabei. Die Atmosphäre in dem großen Saal war gefüllt mit Mutterliebe und Kinderlachen. Ein riesiger Raum voller Kinderglück. Auch ich gehörte dazu – zu dieser großen Gemeinschaft von Müttern und Kindern. Ich war ein Teil davon. Und trotzdem fühlte ich mich fremd. Ich hatte das Gefühl, dass ich diese Welt hier eigentlich gar nicht wirklich kannte.

In *unserer* kleinen Welt drehte sich alles um unser einziges Kind und um diese eine Diagnose. Und vor allem: Um das Leben und unsere Zukunft *mit* dieser Diagnose. In dieser Welt war kein Platz für weitere Kinder. Das Thema Familienplanung existierte bei uns gar nicht mehr, denn unsere Familienplanung war abgeschlossen, ohne dass wir lange darüber nachdenken mussten.

Schon von Anfang an hatte ich das Gefühl, dass ich als Mutter relativ schnell an meine Grenzen kam, dass meine Kräfte sehr rasch nachließen. Natürlich wusste ich, dass es eine echte Herausforderung werden würde, Mutter zu sein, aber dass ich wirklich *so* schnell erschöpft war, erschreckte mich doch immer wieder. Schon in den ersten Wochen nach der Geburt war ich mir sicher: „Ein zweites Kind – das schaffe ich nicht!" Es war mir einfach unerklärlich, wie man es als junge Mutter sowohl physisch als auch psychisch schaffen konnte, sich parallel noch um ein weiteres Kind zu kümmern.

Gerade zu dieser Zeit begegnete mir ein Thema, von dem ich bereits Jahre zuvor schon gehört hatte, mit dem ich mich aber nie weiter beschäftigt hatte: Hochsensibilität. Und auf einmal wurde vieles klarer. Ich erkannte, dass ich zu den Menschen gehörte, die Reize wesentlich stärker wahrnehmen als andere. Geräusche, Gerüche, grelles Licht, Stimmungen – alles prasselt ungefiltert auf mich ein und erzeugt großen Stress. Permanente Reizüberflutung im Alltag quasi. Endlich hatte ich eine Erklärung für so vieles. Vor allem aber durfte ich erkennen, dass mein einziges Kind meine Kräfte bereits vollkommen ausfüllte. Auch, wenn ich mir immer zwei Kinder gewünscht hatte, wusste ich nun, dass da einfach keine Kraft für ein zweites Kind blieb, wenn ich am Ende nicht selbst auf der Strecke bleiben wollte.

Diese Erkenntnis war unglaublich befreiend und wurde durch die Diagnose noch einmal mehr bekräftigt. Seit dem Tag der Diagnose war für mich klar, dass ich kein weiteres Kind bekommen würde. Es war für mich schlicht unvorstellbar. Natürlich wäre ein Geschwisterchen für Noah bestimmt eine Bereicherung gewesen, aber darum ging es nicht. Die Situation mit Noah war eine solche Herausforderung für mich, und ich war schon jetzt oft am Ende meiner Kräfte. Wie sollte ich mich da um ein zweites Kind kümmern?

Abgesehen davon wusste ich nicht, wie sich unsere Situation in der Zukunft entwickeln würde und wieviel Unterstützung Noah braucht. In meinen Augen wäre es verantwortungslos gewesen, ein zweites Kind zu bekommen, weil ich weder Noah noch einem zweiten Kind hätte gerecht werden können. Schon beim Gedanken daran sah ich mich selbst, unsere Ehe und die ganze Familie daran zerbrechen. Nein, dazu fehlte mir die Kraft.

Hinzu kam noch ein weiterer Gedanke, der unterschwellig immer präsent war, den ich aber in den vergangenen Monaten relativ gut von mir ferngehalten hatte: Von Anfang an war uns bewusst, dass das Fragile-X-Syndrom bei Noah durch mich als Mutter übertragen worden war, wenn es sich nicht um eine seltene Spontanmutation handelte. Sollte ich also bereits die Prämutation in mir tragen, lag die Wahrscheinlichkeit, bei einer zweiten Schwangerschaft ein gesundes Kind zur Welt zu bringen, bei 50 Prozent. Für mich persönlich war damit die Familienplanung definitiv abgeschlossen. Der Gedanke daran, möglicherweise ein weiteres Kind mit dem Fragilen-X-Syndrom zu bekommen, war für mich so absurd, dass ich nicht weiter darüber nachdenken musste. Und an das Thema Präimplantationsdiagnostik wollte ich schon gar nicht denken. Noch war zwar nicht offiziell bestätigt, ob ich überhaupt Anlageträgerin bin, aber die Wahrscheinlichkeit war doch sehr groß.

Es dauerte relativ lange, bis ich selbst endlich Gewissheit haben wollte. Noah war schon fast fünf, und seit Monaten und Jahren hatte sich alles um ihn und seine Entwicklung gedreht. Langsam kam ich an den Punkt, an dem ich mich wieder mit meiner eigenen Gesundheit beschäftigte. Viel zu lange hatte ich einfach nur funktioniert und meinem Körper und meiner Seele wenig Beachtung geschenkt. Das sollte sich nun ändern. Ich wollte Klarheit. Auf einmal ging es nicht mehr nur um das Thema Familienplanung, sondern um *mich*. Schließlich hätte eine Prämutation auch Auswirkungen auf meine eigene Gesundheit. Das hatte ich die letzten Jahre völlig ausgeblendet. Je mehr Zeit verging, umso stärker war mein Wunsch nach Gewissheit. Nach einer Antwort.

Und die bekam ich. Das Ergebnis erschreckte mich nicht wirklich, hatte ich doch schon damit gerechnet. Wie vermutet, wurde bei mir die Prämutation festgestellt. Damit war auch die letzte kleine Chance, dass sich bei mir nochmal ein Kinderwunsch entwickeln würde, schon im Keim erstickt. Und so sollte es vermutlich auch sein. Das Thema war für mich erledigt.

Die Schuldfrage

Stattdessen kam mit meiner Diagnose ein ganz neues Thema auf, dem ich in den vergangenen Jahren nur wenig Beachtung geschenkt hatte: die Frage nach der Schuld. Jetzt, wo die Laborergebnisse eindeutige Fakten geliefert hatten, stellte ich mir vorsichtig, aber zum ersten Mal ganz bewusst die Frage:

War ich als Mutter und Anlageträgerin *schuld* an der Behinderung unseres Kindes? War ich schuld daran, dass unser Leben anders verlief, als wir uns das ausgemalt hatten? War ich schuld an all den Sorgen und Problemen, die wir im Alltag erlebten? *Konnte* ich überhaupt daran *schuld* sein?

Nach der Definition von Schuld wäre ich für etwas *Negatives* verantwortlich. War das Fragile-X-Syndrom etwas Negatives? War unser Kind etwas Negatives? War es durch seinen Gendefekt weniger wert als andere Kinder? Hatte ich überhaupt das Recht, Menschen so zu vergleichen und zu bewerten? Meine eigenen Gedanken machten wir Angst. Sie waren abstoßend. Doch ich musste sie haben, um eine Antwort zu finden. Und die fand ich sehr schnell. Ich wusste, dass sich die Frage nach der Schuld nicht beantworten ließ. Niemand hatte Schuld an diesem Gendefekt. Mit meiner Diagnose hatten wir lediglich die Ursache gefunden für das, was unser und Noahs Leben nun bestimmte – das Fragile-X-Syndrom. Und das hatte ich mir schließlich nicht selbst ausgesucht.

Sicher stellte es uns vor große Herausforderungen. Doch war es auch eine Frage der inneren Haltung, der persönlichen Stärke und der eigenen Sicht auf das Leben, wie wir mit unserer Situation umgingen. Es war eine Chance für uns, daran zu wachsen, die Welt aus einer anderen Perspektive zu betrachten. Und ich war mir sicher, dass es einen Grund dafür gab, dass alles so gekommen war, ja, dass es tatsächlich genau so kommen sollte. Vor dieser Überzeugung fühlte ich mich zum Glück nie wirklich schuldig. Ich war und bin mit mir im Reinen und muss meine Energie nicht für unnötige und endlose Gedankenschleifen und Grübeleien hergeben.

Und doch: Manchmal tauchen sie trotzdem auf – diese fiesen kleinen Zweifel: Habe ich die Lebenspläne meines Mannes zerstört, weil ich ihm kein gesundes Kind geschenkt habe? Hätte er mit einer anderen Frau eine glücklichere Familie gründen können? Hätte er ein glücklicheres Leben führen können? Wäre ich schuld daran, wenn wir all das nicht gemeinsam als Familie überstehen? Es sind oft nur kurze Momente, in denen mich diese wirren Gedanken durcheinanderwirbeln, und ich bin froh, dass mein Verstand am Ende immer stark genug ist, diese Fragen in gutem Gefühl beiseite zu legen und mich von dem Schuldgefühl zu befreien. Das Leben hält immer wieder neue Aufgaben und Herausforderungen für uns bereit. Unsere Aufgabe heißt Fragiles-X-Syndrom, und genau so sollte es kommen.

Ist unsere Ehe stark genug?

Es war Samstagmorgen, doch von Wochenendstimmung war bei mir nichts zu spüren. Ich war seit halb fünf wach, hatte schon den dritten Kaffee getrunken und versuchte seit mittlerweile zweieinhalb Stunden, Noah zu beschäftigen. Langsam, aber sicher, verließ mich meine Motivation, denn scheinbar konnte ich ihm nichts recht machen. Seine Laune war – wie so oft hier zuhause – nicht die Beste. Dementsprechend lagen schon am frühen Morgen um kurz nach sieben meine Nerven blank. Ich hatte das Gefühl, platzen zu müssen. Das war doch alles nicht normal in diesem Haus! Als wir drei dann eine halbe Stunde später beim Frühstück saßen und auch hier keine Ruhe einkehren wollte, spürte ich, wie sich auch Christians Laune rapide verschlechterte. Ich konnte ihm ansehen, wie gestresst und angespannt auch er war. Wir sprachen nur das nötigste und versuchten unsere Emotionen im Zaum zu halten, doch in der Luft lag schon ein gefährliches Knistern. Es dauerte auch nicht lange, bis sich sämtliche angestauten Gefühle entluden. Wir gifteten uns an, ein Wort ergab das andere, bis wir am Ende laut stritten und Noah sich mit verängstigtem Blick auf der Couch verkroch.

Einen Moment später: Funkstille. Aber in mir brodelte es weiter. Ich wollte am liebsten schreien und weglaufen, aber ich riss mich zusammen und hoffte, dass es sich bald beruhigen würde.

Doch was war eigentlich unser Problem? Was war überhaupt der Auslöser für unseren Streit gewesen? Hatten wir uns eigentlich schon immer so viel gestritten? Ja, ich glaube schon. Aber mittlerweile hatten unsere Streitereien eine ganz andere Bedeutung bekommen. Dahinter steckte oft mehr, als wir auf den ersten Blick zu sehen glaubten. Oft schien es, als ginge es nur um Banalitäten, um ein falsches Wort, einen falschen Tonfall. Doch wenn ich hinter die Fassade schaute, erkannte ich weit mehr als das. Was auch an diesem Morgen wieder aus scheinbaren Kleinigkeiten entstanden war, hatte viel tiefgreifendere Gründe. Es war der Frust, tief in meinem Inneren. Ich fühlte mich alleingelassen und überfordert. Mit dem Alltag, mit Noah, irgendwie mit allem. Neben den unzähligen Handgriffen in der Pflege eines „besonderen" Kindes kamen noch mehr Dinge dazu, die in mir arbeiteten. Es war nicht nur die Erschöpfung vom Windeln wechseln und den vielen Terminen. Es war nicht nur der Frust und die Ratlosigkeit wegen Noahs Verhaltensauffälligkeiten. Nein, wenn ich weiter in mich hineinspürte, wenn ich mir etwas Zeit gab und eine Weile allein war, dann konnte ich hinter meiner Wut noch ein anderes Gefühl erkennen.

Es war Traurigkeit. Traurigkeit über die ganze Situation. Traurigkeit, gegen die ich einfach nicht ankam. In mir lag so viel Unzufriedenheit, so viel Hilflosigkeit. Eine Mischung aus so starken Gefühlen. Und dazwischen tief vergraben alte Lebensvorstellungen, Erwartungen an die gemeinsame Zukunft, geplatzte Träume und vielleicht auch Wünsche, die nie erfüllt würden. Über die Monate hinweg hatten sich all diese Emotionen angestaut. Nicht nur bei mir. Sie blieben oft gut behütet in jedem von uns versteckt. Im turbulenten Alltag war ohnehin wenig Platz dafür. Hier reichte die oft knappe Zeit gerade dazu aus, um über die alltäglichen Erziehungssituationen zu diskutieren oder Therapien, Fördermöglichkeiten und Betreuungsoptionen durchzusprechen, was nicht selten wieder für Unstimmigkeiten sorgte.

Und wenn dann der Alltagsstress und unsere Emotionen aufeinandertrafen, genau dann entluden sie sich. Im Laufe der Monate und Jahre haben sich diese Streitereien immer tiefer zwischen uns gegraben. Schon oft habe ich mich gefragt, wie lange unsere Ehe dem Ganzen noch standhält? Wie viel Streit verträgt überhaupt eine Ehe? Wie weit haben wir uns eigentlich schon voneinander entfernt? Und wie werden wir die Herausforderungen der Zukunft meistern? Ist unsere Ehe wirklich stark genug dafür? In solchen Momenten muss ich wieder an die Aussage unseres Arztes denken, dass viele Ehen an einer solchen Behinderung des eigenen Kindes zerbrechen. Damals war ich so sicher, dass *uns* das nicht passieren würde. Niemals! Ich hatte geglaubt, dass ein so einschneidendes Erlebnis wie die Diagnose Fragiles-X-Syndrom zwei Menschen erst recht zusammenschweißen müsste.

Und heute? Heute habe ich Zweifel. Heute fehlt mir diese Gewissheit, die ich so sehr brauchte. Stattdessen bekomme ich Angst. Angst davor, dass wir an allem zerbrechen. Jeder für sich alleine und am Ende auch unsere Ehe.

Wenn sich der Blickwinkel ändert

So kann das nicht weitergehen! Hier muss sich dringend etwas ändern! Wie oft sind mir diese Gedanken durch den Kopf gegangen. Gerade dann, wenn mir alles zu viel wurde, wenn der Alltag mich aufzufressen drohte, wenn ich mal wieder spürte, dass die klassischen Erziehungsmethoden bei uns nicht funktionierten, weil bei Noah nichts ankam. Immer dann, wenn ich verzweifeln wollte, weil ich Angst hatte, ihm unrecht zu tun, ihn falsch zu behandeln, da ich nicht wusste, was ihm wirklich fehlte. Immer dann wünschte ich mir Hilfe von außen, Unterstützung und Lösungen, oder einfach einen pädagogisch wertvollen Rat, der auch funktionierte. Dabei immer im Fokus: Noah. Seine Entwicklung. Sein Verhalten. Seine Defizite. Mögliche Förderansätze. Was von dem, was um ihn herum passiert oder was ich sage, konnte er verstehen? Was könnten wir noch für ihn tun? Welche Therapie könnte ihm helfen? Welches Hilfsmittel wäre sinnvoll? Welche Beratung könnten wir noch in Anspruch nehmen? Wie sieht die richtige Erziehung bei einem FraX-Kind aus? An wen könnten wir uns noch wenden? Immer wieder habe ich mich mit Fragen wie diesen beschäftigt, habe Gespräche geführt, mich informiert, Ärzte, Spezialisten und Beratungsstellen aufgesucht. Die Frühförderstelle, das SPZ, das Autismus Therapie- und Beratungszentrum, die Interessengemeinschaft Fragiles-X.

Ich wollte nichts unversucht lassen, was Noah in irgendeiner Form helfen und unser Familienleben damit etwas harmonischer machen könnte. Nach jedem noch so kleinen Strohhalm habe ich gesucht. Habe überlegt, was wir besser oder anders machen könnten. Immer dann, wenn mich das Gefühl der Hilflosigkeit, der Machtlosigkeit überkam, suchte ich verzweifelt nach Lösungen und neuen Wegen. Ich wollte meine Kraft nicht darauf verwenden, einfach nur abzuwarten und die Situation auszuhalten, nein, ich wollte *aktiv* werden. Wollte die Dinge in die Hand nehmen. Wollte die Kontrolle über unsere Situation zurückgewinnen, die ich im Alltag so oft verloren hatte.

Es dauerte eine Zeit, bis ich erkannte, dass ich so nicht weiterkam. Irgendwann dämmerte es mir… Tatsächlich konnte uns hier niemand helfen – außer wir selbst. Eine schmerzhafte Einsicht, die mir einen völlig neuen Blick auf die Dinge ermöglichte. Nicht die *anderen* konnten uns helfen, sondern *wir* ganz allein hatten die Chance, Dinge zu verändern. Mit Unterstützung von außen – ja. Aber die Quelle lag in uns selbst. In mir ganz allein. Hier konnte ich ansetzen. Ja, endlich hatte ich es verstanden: „Ich kann mein Kind nicht gesund therapieren. Aber ich kann an mir selbst arbeiten."

Nach und nach drang diese Erkenntnis immer klarer in mein Bewusstsein vor. Hatte sie bisher nur unterbewusst in mir geschlummert und auf den richtigen Moment gewartet, endlich ans Licht zu kommen, so wurde sie nun immer heller und deutlicher, immer greifbarer. Ich fühlte mich erleichtert und befreit. Nun hatte ich die Dinge selbst in der Hand. Jetzt ging es darum, nach mir selbst zu schauen: Wie konnte ich dafür sorgen, dass es mir gut ging? Wie konnte ich mein eigenes Verhalten anpassen oder meine Sichtweise ändern und damit unseren Alltag erleichtern, daraus neue Energie gewinnen?

Auf einmal eröffneten sich mir völlig neue Möglichkeiten. Ich konnte nun selbst aktiv werden, war nicht mehr komplett abhängig vom außen. Ein wohltuender und beruhigender Gedanke. Endlich frei sein und selbst gestalten können. Wer weiß, wozu all das gut sein würde.

Neue Wege gehen

Einen ersten großen Schritt in die richtige Richtung hatte ich bereits hinter mir: Anfang 2018 war ich in die Selbständigkeit gestartet und hatte als freiberufliche Texterin ein ganz neues Lebensgefühl kennengelernt: Die Freiheit, eigene Entscheidungen zu treffen, die Dinge zu tun, die ich liebte, meinen Alltag so flexibel zu gestalten, wie es sich für mich und uns alle richtig anfühlte. Unbezahlbar! Die Arbeit war mein neuer Ausgleich. Hier fand ich eine ungekannte Lebensfreude und vor allem auch Bestätigung. Ich war hochmotiviert, ja regelrecht beflügelt von dieser neuen Erfahrung.

Wenig später traf ich durch einen glücklichen Zufall auf meine Mentorin, die mich von diesem Zeitpunkt an nicht nur beruflich, sondern auch persönlich begleitete. Durch ihre Impulse öffnete ich meinen Blick für neue Wege, Denkweisen und Möglichkeiten und lernte mich in langsamen Schritten selbst besser kennen. Ich fing an, mich mit dem Thema Selbstfindung, mit dem Sinn des Lebens zu beschäftigen, hinterfragte viele Dinge in unserem Alltag und schaute noch genauer hin. Eingefahrene Verhaltensweisen bekamen Risse, gleichzeitig entstanden neue Ideen. Für mich persönlich und auch für meine Arbeit, für den Umgang mit Noah und für unsere Ehe. Ich spürte eine solche Freude in mir, die Dinge anders zu machen, Neues auszuprobieren und mich und das Leben neu zu erfahren. Und dazu waren noch nicht einmal tiefgreifende Veränderungen nötig. Es waren die vielen kleinen Dinge, die in der Summe Großes bewirken konnten.

Dabei richtete ich meinen Fokus zunächst ganz gezielt auf mich persönlich. Denn das war lange überfällig gewesen. Was konnte ich tun, um mich wohler zu fühlen? Was bedeutete Selbstfürsorge für meinen Tagesablauf? Kleine Auszeiten, etwas mehr Bewegung, Treffen mit Freundinnen, mich mit Kleinigkeiten belohnen... Ich durfte mich selbst ganz einfach besser behandeln. Nur so hatte ich eine Chance, zufriedener und damit vielleicht auch etwas ruhiger zu werden, und diese Ruhe auf Noah zu übertragen.

Doch die wohl größte Erkenntnis für mich: Das Schreiben, das ich ja inzwischen zu meinem Beruf gemacht hatte, wurde nun auch zu meiner persönlichen Kraftquelle. Hier konnte ich allen seelischen Ballast loswerden. Ich entdeckte das Schreiben als eine Art Therapie. Und so schrieb ich mir alles von der Seele – meine Erfahrungen, meine Gedanken und Befürchtungen, die belastenden Emotionen, aber auch die Höhenflüge und Glücksmomente. Ich ließ alles raus und fühlte mich so unendlich befreit.

Endlich wieder tiefe Gefühle

Was dann passierte, war der Beweis dafür, wie eng unser eigenes Wohlbefinden, unser innerer Seelenfrieden mit dem unserer Kinder verbunden ist: Auf einmal hatte ich das Gefühl, dass vieles leichter wurde. Noah und ich kamen uns wieder näher. Die Distanz, die sich im Laufe der Monate ganz schleichend entwickelt hatte, löste sich langsam auf. Wir kitzelten und kuschelten wieder öfter und konnten die neu entdeckte Nähe genießen. Körperlich – aber auch emotional. Die Kälte, die ich so oft im Herzen empfunden hatte, verlor ihre Kraft. Endlich wurde mir wieder warm ums Herz – endlich spürte ich wieder Gefühle. Die verloren geglaubten Muttergefühle wurden wieder wach. Endlich!

Ich war wieder voll in meiner Kraft und bereit dazu, nun auch meinen Umgang mit Noah einmal genauer zu betrachten: Wie sahen unsere täglichen Abläufe aus? Wo setzte ich ihn oder auch mich selbst unnötig unter Druck? Und wo konnte ich ihm vielleicht mehr zutrauen und damit auch mehr Erfolgserlebnisse schenken? Ich versuchte, die Dinge mit größtmöglichem Abstand zu betrachten und mich frei zu machen für neue Ideen und Ansätze.

… dem Kind mehr Raum geben… weniger reden… die Dinge geschehen lassen… keine unrealistischen Ziele setzen… die Tage nehmen, wie sie kommen – ohne Wertung, ohne Frust… Anstrengung akzeptieren, weil sie dazugehört…

Es waren scheinbar ganz einfache Dinge, die aber eine enorme Wirkung erzeugten. In den folgenden Tagen waren wir fast wie eine „normale" Familie. So wie ich es mir immer vorgestellt hatte: Wir spielten und hatten Spaß, wir alberten herum und lachten. Wir schmusten und wir schwiegen – und konnten die Ruhe sogar genießen. Immer öfter saßen wir nun nebeneinander, Noah mit einer meiner Haarsträhnen in der Hand, mit der er seine kleinen Finger kitzelte. Er brauchte diese Zweisamkeit genauso sehr wie ich. Und zwar mehr denn je. Natürlich wurde zwischendurch auch mal ordentlich gemeckert und geschimpft, und bei Noah flossen die Tränen. Aber: Es fühlte sich alles richtig an.

Lag am Ende also alles nur an mir? Hatte ich in den letzten Monaten und Jahren mir selbst und uns so im Weg gestanden? Und wenn ja: Wie konnte ich es auch in Zukunft schaffen, diese positive Energie aufrechtzuerhalten? Ich spürte, wie mich diese neue Kraft und diese Lebensenergie motivierte, weiterzumachen, für mich, für uns – und auch für andere Familien. Ich entwickelte eine solche Energie, dass ich gerne auch anderen etwas davon abgeben wollte.

Und so baute ich meinen eigenen „FraX-Blog" auf. Ich wollte das Schreiben, das für mich selbst so heilsam war, dazu nutzen, anderen Familien mit „besonderen" Kindern Tipps und Impulse zu geben. Ich wollte ihnen das Gefühl vermitteln, dass sie nicht alleine waren. Es war der Beginn eines völlig neuen Lebensgefühls für mich. Ich spürte, dass ich mit meiner Energie und meiner inneren Stärke so viel bewegen konnte. Während es für mich eine wahre Befreiung war, mir alles von der Seele schreiben zu können, konnte ich damit gleichzeitig auch anderen Menschen helfen. Und das überwältigende Feedback war Seelenbalsam und zusätzliche Motivation für mich. Ich begann, in dieser neuen Rolle aufzugehen. Es war, als blühte mein ganzes Leben wieder auf. Ich fühlte mich erfüllt und angenommen – und vor allem nicht mehr so allein mit meinen Gefühlen. Ich hatte einen Weg für mich gefunden und war gespannt und in positiver Erwartung, was noch kommen würde.

Zum ersten Mal unter Gleichgesinnten

Trotz aller Euphorie spürte ich, dass mir aber immer noch etwas fehlte, und ich wusste genau, was es war. Es war nur ein kleiner Schritt, aber genau dieser eine Schritt wollte endlich gegangen werden. Noah war nun schon fast fünf, und wir hatten es uns in den letzten Jahren ganz gut in unserem eigenen FraX-Alltag eingerichtet. Immer wieder fragte ich mich, wie es wohl anderen Eltern und Familien mit dem Fragilen-X-Syndrom so ging. Wie andere FraX-Kinder wohl so waren. Aber sobald dieser Gedanke in mir aufkam, hatte ich ihn immer wieder schnell beiseitegeschoben. Zu groß war die Angst vor der Konfrontation. Der Konfrontation mit der Realität. Mit

Menschen, denen es genauso ging wie uns. Mit älteren Kindern oder auch Erwachsenen mit dem Fragilen-X-Syndrom. Dazu war ich lange Zeit einfach noch nicht bereit gewesen. Ich hatte Angst vor diesem Blick in die Zukunft, der dadurch unweigerlich kommen würde. Doch je länger wir in unserer eigenen Welt lebten, umso stärker wurde dieser Gedanke. Der Gedanke an „die anderen", die irgendwo da draußen waren. Familien wie wir, die eine ähnliche Geschichte erlebt hatten und die einen ähnlichen Alltag führten wie wir. Ich wurde immer neugieriger, diese anderen Familien mit ihren FraX-Kindern persönlich kennenzulernen. Ich wollte wissen, ob auch sie die Herausforderungen kannten, die zunehmend unseren Alltag erschwerten. Ich wollte wissen, wie sie damit umgingen, wie sie ihren Alltag meisterten. Ich suchte nach Gleichgesinnten, mit denen wir uns austauschen konnten, die mich oder uns verstehen konnten.

Und so meldeten wir uns zu einem Familienseminar mit anderen FraX-Familien an. Ich war unglaublich aufgeregt. Neben der Vorfreude auf das Treffen war doch immer noch etwas Angst dabei. Wie würde ich mit der neuen Situation umgehen? War ich stabil genug? Wie würde es mir nachher gehen? Vor allem aber war ich nervös, weil es die erste kleine Reise für uns drei war. Würde das alles klappen? Die lange Anreise, die fremde Umgebung, die vielen fremden Menschen. Aber es beruhigte mich zu wissen, dass es den anderen Familien ähnlich gehen würde wie uns.

Und dann war es endlich soweit. Als wir drei nach der langen Fahrt endlich angekommen waren und in den großen Tagungssaal des Hotels kamen, fühlte ich mich tatsächlich sofort wohl. Ohne jemanden zu kennen, spürte ich eine tiefe Verbindung zu all den fremden Menschen. Es dauerte ein paar Minuten, bis wir uns sortiert und unseren Platz gefunden hatten, doch es war trotz aller Aufregung ein beruhigendes Gefühl, sich unter Gleichgesinnten zu wissen. Da saßen wir nun – Eltern und Kinder –, eine große FraX-Gemeinschaft. Wie spannend, die anderen Kinder zu beobachten. Wie aufregend, den Erzählungen der anderen Eltern zu folgen… Welche Lebensgeschichten zum Vorschein kamen.

Es waren sehr emotionale Stunden, denn zum ersten Mal trafen wir alle hier auf Menschen, die ein und dasselbe Schicksal teilten. Menschen, die schwere Zeiten erlebt hatten. Menschen und Familien, die alle so unterschiedlich waren und die dennoch alle das eine Gefühl kannten. Das Gefühl der Diagnose Fragiles-X-Syndrom. Nie zuvor habe ich erleben dürfen, wie eine gemeinsame Lebenserfahrung so viele völlig fremde Menschen so eng verbindet. Wie schnell sich Vertrauen aufbaut und Nähe entstehen kann. Wie selbstverständlich eine tröstende Umarmung oder einfühlsame Blicke und Worte unter völlig fremden Menschen entstehen können.

Es war eine ganz besondere, eine essenzielle Erfahrung, die ich an diesem Wochenende für mich mitnehmen durfte. Ich hatte wertvolle Kontakte geknüpft, Bekanntschaften geschlossen, die bis heute fortbestehen und die mir immer wieder vor Augen führen, dass wir nicht alleine sind. Und: Ich durfte erkennen, dass ich in den vergangenen Jahren bereits einen langen und intensiven Verarbeitungsprozess hinter mich gebracht hatte und auf einem guten Weg war. Während andere Familien noch ganz am Anfang dieses Weges standen, waren wir bereits durch viele Täler gegangen und immer weiter daran gewachsen. Wenn ich die Verzweiflung und Traurigkeit einiger Mütter so beobachtete, war ich einfach nur dankbar, dass wir diese erste Phase schon hinter uns hatten.

Auf der Suche nach mir selbst

Nach den unzähligen Höhen und Tiefen der vergangenen Jahre habe ich irgendwann erkannt und akzeptiert, dass es in unserem Leben wohl immer diese Wellen geben wird. Dieses Auf und Ab der Gefühle. Hochphasen, in denen wir gut zurechtkommen und das FraX zur Nebensache, zur Normalität geworden ist. Und eben auch die Tiefpunkte, in denen ich glaube zu ertrinken, in denen ich mich wieder so alleine fühle. Ich weiß, dass das dazu gehört, dass dieser Verarbeitungsprozess, dieser Entwicklungsprozess nie wirklich abgeschlossen sein wird. Mit jeder neuen Altersstufe und jedem weiteren Lebensabschnitt werden neue Themen und Fragen aufkommen und alte verblassen. Es werden sich neue Sorgen und Ängste entwickeln, während andere Hürden überstanden sein werden. Im Laufe der Zeit werden sich aber nicht nur unsere Lebensthemen ändern, sondern auch unser persönliches Erleben und Fühlen. Wir selbst werden uns verändern. Wir als Eltern, und natürlich auch Noah. Wie? Das kann niemand sagen. Aber ich weiß, wie dankbar ich für jeden „normalen Tag" sein darf und wie wertvoll jeder gemeinsame Glücksmoment ist. Und doch bin ich immer wieder erschrocken, wie sehr mich jedes neue Tief zu Boden wirft. Wie heftig die Emotionen immer noch in mir arbeiten.

Noah war fast fünfeinhalb, als sich wieder ein solcher Tiefpunkt anbahnte. Er hatte sich lange angekündigt, und nun steuerte ich langsam, aber sicher geradewegs darauf zu und mitten hinein. Bei aller Motivation und Selbstreflexion, bei allem positiven Denken und aller Zuversicht, die ich in der vergangenen Zeit aufgebaut hatte: Ich konnte mir nichts mehr vormachen. Und ich wollte es auch nicht. Schon seit Wochen war ich körperlich und emotional wieder so ausgelaugt und immer häufiger erschöpft. Die Stärke der vergangenen Monate hatte deutliche Risse bekommen, die Kräfte hatten nachgelassen, und ich war erschrocken, wie heftig es mich diesmal traf – war ich doch vor wenigen Wochen noch auf einem so guten Weg gewesen. Hatte ich mich schon wieder so sehr in mir getäuscht? Langsam fing ich an, an mir selbst zu zweifeln. Oder hatte ich mich selbst einfach nur wieder aus dem Blick verloren? Mich nicht genug um mich gekümmert?

Es begann eine Zeit, in der ich erkannte, dass ich die Antwort auf all meine Fragen nur in mir selbst finden würde. Auch wenn es unbequem und schmerzhaft würde: Um meine Probleme zu lösen, musste ich mich auf den Weg zu mir selbst begeben. Und zwar noch intensiver, noch tiefer als zuvor. Nur dann hatte ich eine Chance, wieder mehr Leichtigkeit und Zufriedenheit in mein Leben zu bringen. Und das war mein größter Wunsch. Ich wollte mein Leben wieder genießen können. Doch nur, wenn ich mich selbst, meine Wünsche und Bedürfnisse, meine Trigger und negativen Glaubenssätze erkannte und meine Balance wiederfand, konnte ich auch im Außen glücklich sein. Wahrscheinlich war mir all das schon sehr lange bewusst, doch hatte ich bisher noch nicht den richtigen Weg für mich gefunden. Hatte weggeschaut und weitergemacht.

Erst als ich mich diesem neuen Tiefpunkt näherte und mir sehnlichst wünschte, irgendetwas könnte mir helfen, traf ich durch Zufall – oder war es eher Schicksal? – eine frühere Bekannte wieder. Im Gespräch mit ihr erkannte ich, dass sie mir genau die Lebensbegleitung geben konnte, die ich jetzt brauchte. Ich hatte endlich wieder Hoffnung auf eine bessere Zukunft. Auf mehr Lebensfreude. Mehr Balance. Mehr Kraft.

Und die Hoffnung auf mehr Liebe für mein Kind. Und für mich selbst.

Gleichzeitig war es aber auch der Beginn einer sehr herausfordernden Zeit, neben dem anstrengenden Alltag auch den Fokus auf mich selbst zu legen und genauer hinzuschauen. Eine bewegende Zeit, die viele Zweifel und Unsicherheiten ans Licht brachte, die mich forderte auszuhalten und abzuwarten, die mich aber auch lehrte, mit mir selbst liebevoller umzugehen. Und es war vor allem auch eine Zeit, in der sich vage Gedanken ihren Weg in mein Bewusstsein bahnten, bis ich sie endlich zulassen konnte. Gedanken, die ich zuvor so lange verdrängt hatte, die aber immer lauter und klarer wurden, dass ich machtlos gegen sie war.

Vor allem aber war jetzt genau der richtige Zeitpunkt für diese Erfahrung, und ich war bereit dafür. Denn die Situation zuhause und das Verhältnis zwischen Noah und mir wurden immer schwieriger. Ich konnte ihn kaum noch zu etwas motivieren, mit kaum etwas begeistern. Egal was ich vorhatte: Er war nur noch am Jammern und Schimpfen. Sein ständiges Verweigern trieb mich fast in den Wahnsinn. Waren diese Verhaltensmuster eigentlich typisch für das Fragile-X-Syndrom? Von anderen FraX-Kindern hatte ich doch schon so oft gehört, wie neugierig und lebhaft, wie fröhlich und motiviert sie waren. Bei Noah dagegen suchte ich meist vergeblich nach dieser unbeschwerten, kindlichen Fröhlichkeit.

Oder war er etwa einfach nur ein Spiegel meiner selbst, die ich doch genauso erschöpft und lustlos war? Schon oft hatte ich von diesem „Spiegel-Effekt" zwischen Kindern und Eltern gehört, nun aber machte mir dieser Gedanke Angst. Ja, ich wusste, dass ich bei mir selbst anfangen musste, wenn ich ein zufriedeneres Leben führen wollte, aber waren etwa all die

Probleme mit Noah und die damit verbundenen Schmerzen der Vergangenheit allein in mir selbst begründet? War ich selbst schuld daran, wie ich mich fühlte und wo wir heute standen? Und wenn es so war: Wie lange würde ich brauchen, um meine Blockaden zu lösen, um mehr Leichtigkeit zu finden, um endlich gelassener und glücklicher zu werden? Mit mir, mit Noah und mit dem Leben? Wie konnte ich mehr innere Stabilität entwickeln, mir selbst mehr Sicherheit geben, um auch in Zukunft den Wellen des Lebens besser entgegentreten zu können? Denn eines war mir mittlerweile bewusst geworden: Diese Wellen würde es immer wieder geben. Sie würden mich immer und immer wieder herausfordern. Es war ein lebenslanger Prozess des Wachsens, ja – des an mir selbst Wachsens.

Ich brauche Abstand

Ich ahnte, dass es ein langer Weg werden würde, bis ich mehr Leichtigkeit, mehr Lebensfreude spüren würde. Doch es musste *jetzt* etwas passieren! Ich hatte keine Zeit mehr, denn ich war komplett überfordert. Mit dem Alltag. Mit mir. Und mit Noah. Ich konnte unser Zusammensein kaum noch ertragen und wollte einfach nur raus. Fliehen vor dem Alltag, vor der Anstrengung, vor den beklemmenden Gefühlen. Jeden Abend, wenn Noah im Bett lag, spürte ich, wie ich wieder befreit durchatmen konnte. Nach nur wenigen gemeinsamen Stunden mit meinem eigenen Kind war ich schon erschöpft und gleichzeitig so erleichtert, nun endlich wieder das Alleinsein genießen zu können.

Ja, ich liebte das Alleinsein! Wenn Noah im Kindergarten war, wenn er Mittagsschlaf machte, wenn er bei Oma und Opa spielte. Wann hatte es eigentlich angefangen, dass ich immer mehr Abstand von Noah brauchte? Dass ich regelrecht Angst davor hatte, mit ihm alleine zu sein, weil ich ständig an meine Grenzen stieß und unsere gemeinsame Zeit gar nicht genießen konnte? Was war ich nur für eine Mutter?!

Irgendwann in dieser Zeit, als ich diese erschreckenden Gefühle zum ersten Mal wahrgenommen hatte, begegnete mir der Begriff *Regretting Motherhood*. Und er ließ mich nicht mehr los. Je mehr ich mich mit dem Thema beschäftigte und von anderen Müttern hörte, die in ihrer Rolle als Mutter einfach keine Erfüllung, kein Glück fanden, umso häufiger erkannte ich mich selbst darin wieder. Es war furchtbar. Niemals hätte ich mir zugetraut, dass ich solche Gefühle und Gedanken entwickeln könnte, war ich doch eigentlich ein so liebevoller und herzlicher Mensch. Ich wollte doch mein Kind einfach nur lieben und mit ihm glücklich sein – so wie all die anderen Mütter. Stattdessen aber hatte ich das Gefühl, dass ich innerlich leer war – emotional ausgebrannt.

Und zum ersten Mal sprach ich laut aus, was ich nie für möglich gehalten hatte: „Vielleicht wäre es doch besser, wenn Noah woanders betreut würde." Auch wenn der Gedanke an ein Internat oder eine sonstige Betreuungseinrichtung immer Widerstand in mir ausgelöst hatte und sich auch jetzt noch befremdlich anfühlte, war ich doch auf der Suche nach einer Lösung. Nach einer Möglichkeit, die Situation zuhause irgendwie zu entspannen. Vielleicht würde uns das allen guttun? Der Abstand, die Betreuung durch professionelle und geschulte Pädagogen und die klaren Strukturen und Regeln, die ich

Noah so oft nicht geben konnte. Mir fehlte einfach die Kraft dazu.

Aber machte ich es mir mit diesem Gedanken nicht viel zu einfach? War es nicht etwas zu kurz gedacht, das eigene Kind wegzugeben, nur weil man selbst nicht mit der Situation klarkam? Sollte ich nicht weiterkämpfen und stark sein? Für mein Kind?! Stattdessen wollte ich mich nun meiner Verantwortung entziehen? Diese und viele andere Fragen und Zweifel arbeiteten immer und immer wieder in mir. Und nicht zuletzt das schlechte Gewissen und die Traurigkeit darüber, dass ich diesen Gedanken überhaupt zugelassen hatte. Bei aller Entlastung, die ein solcher Schritt – in welcher Form auch immer – mit sich brachte: er wühlte Emotionen auf, von denen ich niemals geglaubt hätte, dass sie ausgerechnet *mich* treffen würden.

Was würde es mit uns machen, wenn ich Noah in fremde Hände gäbe? Mit mir? Und vor allem mit Noah? Wie könnte ich ihm das nur antun? Schon beim Gedanken daran brach es mir das Herz. Ich wusste, dass ich mir in diesem Moment zwar sehnlichst eine Lösung wünschte, aber genauso wusste ich, dass ich an dieser Lösung vermutlich zerbrechen würde. Diese innere Zerrissenheit, die Verzweiflung über die ganze Situation brachten Emotionen ans Tageslicht, die ich nur schwer ertragen konnte. Ich sehnte mich zurück nach meiner alten Stärke und Zuversicht, die mich so oft durch die Tage getragen hatten. Und nun war da nur noch tiefe Traurigkeit und Verzweiflung. Wie lange würde das noch anhalten? Wie lange müsste ich das aushalten? Und vor allem: Wie lange würde ich noch durchhalten? In Momenten wie diesen sah ich nur noch beängstigende Dunkelheit.

Hilfe annehmen – ohne schlechtes Gewissen

„Warum ausgerechnet wir?" Auf einmal war er da – dieser eine Gedanke. Ganz leise und unauffällig hatte er sich gerade in mein Bewusstsein geschlichen. Für einen Moment war ich unsicher. Konnte das wirklich sein? Oder hatte ich mir das gerade eingebildet? Ich hielt einen Moment inne und spürte in mich hinein. Doch, da war er! Nur ganz zaghaft, aber ich wusste, er war da. Dieser eine Gedanke, diese eine Frage, die mir noch nie zuvor in den Sinn gekommen war und die ich auch nie hatte aussprechen wollen. Ich war erschrocken von mir selbst. War es tatsächlich das, was ich dachte und fühlte? War ich doch in den vergangenen Jahren immer so stolz auf mich gewesen, dass ich mir bisher nie diese eine Frage gestellt hatte.

„Warum ausgerechnet wir?" Diese Frage existierte in meiner Welt bisher nicht. Warum, das konnte ich nicht genau sagen. Vielleicht, weil ich wusste, dass es darauf keine plausible Antwort gab. Vielleicht, weil ich schon immer daran geglaubt habe, dass alles im Leben so kommt, wie es kommen soll. Dass alles einen tieferen Sinn hat. Nein, diese Frage war so abwegig, dass sie mir niemals in den Sinn gekommen war. Sie unterstellte doch, dass das, wovon wir reden, also die Behinderung des eigenen Kindes, eine Strafe, eine Last, ein Unheil wären. „Warum passiert das ausgerechnet uns?" Nein, es stand mir auch gar nicht zu, diese Frage jemals zu stellen. Schließlich war ich doch dankbar für unser Kind und liebte es – wenn auch nicht immer spürbar.

„Warum ausgerechnet wir?" – das hieß in meinen Augen automatisch, dass es jemand anderen hätte treffen sollen. Treffen sollen. Als wäre es eine Schande, ein Unglück, ein Kind wie unseres zu bekommen. Nein, diese Frage hatte keinen Platz in meiner Welt. Ich hatte sie mir einfach nie gestellt.

Bis eben. Nun war es also passiert. Es war, als hätte ich damit nun auch den allerletzten Funken Hoffnung und Zuversicht verloren. Diese eine Frage spiegelte mir eindrucksvoll, wie es mittlerweile um mich stand. Immerhin: Das Chaos in meinem Inneren und das Entsetzen darüber, dass ich mir gerade diese eine Frage gestellt hatte, sorgten für einen Moment dafür, dass sich meine eben noch so aufgewühlten Emotionen beruhigten und ich die Überlegungen zur Betreuungssituation von Noah beiseiteschob.

Meine Gedanken wurden langsam klarer, und ich musste mir eingestehen: Ja, wir brauchen Hilfe! Und zwar nicht nur die Hilfe, die wir bisher schon aus der Familie und von der Frühförderstelle bekamen. Wir brauchten mehr als das. Wir brauchten vor allem Entlastung. Im Alltag, in unserer kleinen Familie, organisatorisch, körperlich und seelisch. Es war schmerzhaft, das einzusehen, aber ich wusste: Wenn ich jetzt nicht handle, werde ich irgendwann handlungsunfähig. Je klarer ich mir wurde, umso größer wurde mein Wille, uns diese Hilfe auch zu holen. Und zwar möglichst bald!

Schon am nächsten Tag nahm ich Kontakt zu unserer Frühförderin auf. Kurz darauf folgte das erlösende persönliche Gespräch. Hier legte ich die Karten ganz offen auf den Tisch. Wie sich unsere Situation entwickelt, ja zugespitzt hatte, welche Gedanken in mir arbeiteten und was ich mir wünschte. Am Ende des Gespräches hatte ich eine ganze Menge an Ideen, Vorschlägen und Möglichkeiten, die ich alle durchdenken und abwägen konnte: Von einer Haushaltshilfe über Unterbringungsmöglichkeiten von Noah bis hin zur Eheberatung – die Bandbreite war groß. Ich fühlte mich erleichtert. Endlich konnte ich aktiv werden. Unsere Zukunft wieder in die Hand nehmen.

Schon am nächsten Tag schrieb ich eine ganze Reihe von Pflegediensten an und ging auf die Suche nach einer Haushaltshilfe. Tatsächlich kostete es mich nicht einmal mehr Überwindung. Da war kein falscher Stolz, kein schlechtes Gewissen, weil ich unseren Haushalt doch alleine schaffen müsste. Nein. Stattdessen: Vorfreude auf die Entlastung, die ich dadurch bekommen würde. Im nächsten Schritt waren mein Mann und ich uns einig, dass wir uns in naher Zukunft das Kinderhaus in der Nähe anschauen würden. Ob und in welcher Form wir Noah dort unterbringen würden: noch offen. Aber es war ein beruhigendes Gefühl, diese Option im Hinterkopf zu haben. Zuerst aber entschieden wir uns dazu, Noah öfter in die Nachmittagsbetreuung im Kindergarten zu geben. Die ersten kleinen Schritte in Richtung Zukunft. Eine Zukunft, die mir wieder Luft zum Atmen ließ. Wie es dann weitergehen würde, wusste ich nicht. Aber ich hatte wieder Hoffnung. Hoffnung und Vertrauen darauf, dass wir es irgendwie schaffen würden. Dass sich das Leben mit all seinen Herausforderungen auch immer wieder von seiner schönen Seite zeigen würde. Und dass bald der Frühling kommen würde. Ja, bald war wieder Frühling…

Gemeinsam schaffen wir das!

Und dann kam er – der Frühling. Mit voller Wucht. Mit strahlendem Sonnenschein und einem tiefblauen Himmel, wie ich ihn lange nicht mehr gesehen hatte. Es war ein ganz besonderer Frühling, denn nichts war mehr wie zuvor. Hatten wir uns doch gerade erst mit der Frage beschäftigt, welche Unterstützung wir zukünftig in Anspruch nehmen und wie wir Noah besser betreuen lassen könnten, war die Welt plötzlich eine völlig andere. Die Welt da draußen. Und meine eigene. Denn von heute auf morgen stand ich wie so viele Mütter vor der Herausforderung, mein Kind 24 Stunden rund um die Uhr zu betreuen. Alleine. Ohne Unterstützung von außen. Es war der Beginn einer nie dagewesenen Zeit, einer Zeit, die uns alle an unsere Grenzen brachte. Es war der Beginn der Corona-Krise. Für uns bedeutete das: zehn Wochen lang kein Kindergarten, keine Nachmittagsbetreuung, keine Unterstützungsmöglichkeit durch Oma und Opa. Noch wenige Tage zuvor hätte ich mich bei einer solchen Ankündigung am Rande eines Nervenzusammenbruchs gesehen. Doch statt die kommenden Wochen als Bedrohung zu sehen und zu verzweifeln, war ich plötzlich im absoluten Vollzeit-Mama-Modus. Und das mit unglaublicher Motivation. Ich war überrascht von mir selbst, wie entspannt ich auf die neue Situation reagierte. Ich freute mich geradezu auf diese Herausforderung. Trotz aller Einschränkungen und Unwägbarkeiten wollte ich versuchen, das Positive darin für mich zu erkennen. Ich wollte es als Chance sehen, meine eigene Stärke zu entdecken und mein Muttersein aus einem anderen Blickwinkel zu betrachten. Mit neuer Motivation, mehr Kreativität und auch mehr Gelassenheit – wo nötig. Da war sie wieder – meine Lebensfreude und Energie. Stärker als je zuvor. Jetzt konnte ich zeigen, was in mir steckte! Nein, jetzt *wollte* ich es zeigen! Ich wollte es mir selbst beweisen.

Noch heute frage ich mich, woher ich plötzlich diese Kraft und Zuversicht genommen habe, so unglaublich positiv und motiviert in diese Zeit zu starten. Genau diese anfängliche Motivation hat mich beflügelt und mir so viel Stärke gegeben. Sie hat mich von Anfang an auf die positiven Dinge schauen lassen. Mir den Blick für die schönen Dinge geöffnet. Bei aller Erschöpfung und dem Frust über die Gesamtsituation war ich immer wieder unglaublich dankbar. Denn von Anfang an habe ich es gespürt und heute – im Nachhinein – weiß ich es umso mehr:

Die Krise war ein Neuanfang für Noah und mich. Nie zuvor standen wir uns *so* nahe. Nie zuvor habe ich so tiefe Liebe für mein Kind empfunden. Wir sind noch enger zusammengerückt, haben so viel Nähe erlebt und die unzähligen gemeinsamen Momente ausgekostet. Es war, als hätte Noah die Zeit ohne Kindergarten, ohne Therapien und Arzttermine richtig genossen. Die Zeit mit mir. Diese Wochen, in denen wir nur uns hatten, haben uns so tief verbunden, dass ich mich schon oft gefragt habe, was in den vergangenen Jahren eigentlich „schiefgelaufen" war. Doch statt lange darüber zu grübeln, habe ich dieses neue Gefühl einfach genossen, diese neu entdeckte Liebe zu meinem Kind. Ich habe sie aufgesogen, und sie erfüllt mich jeden Tag aufs Neue.

Ja, ich bin mir sicher: Ohne diese Ausnahmesituation wäre all das nicht zum Vorschein gekommen. Natürlich war es keine einfache Zeit. Es war eine große Herausforderung. Eine sehr intensive Zeit, die viel ans Licht gebracht hat. Viele verborgene Ängste und Gedanken. Über mich selbst und das Leben. Vor allem aber war es eine Zeit, die mich dazu bewegt hat, weiter nach vorne zu schauen, anzunehmen, was kommt, und darauf zu vertrauen, dass sich immer ein Weg finden wird. Eine Zeit, die mir gezeigt hat, dass alles in Bewegung bleibt. Dass unser Leben immer wieder Höhen und Tiefen bringt, ein ständiges

Auf und Ab, dem ich mich im Vertrauen auf meine eigene Kraft hingeben darf.

Diese gemeinsame Zeit hat uns so gutgetan und mir Mut gemacht – für das, was noch vor uns liegt. Sie hat mir gezeigt, dass manche Dinge eben doch anders sind, als sie scheinen. Dass viel im Verborgenen liegt und erst in besonderen Situationen zum Vorschein kommt. Dass es sich lohnt, genauer hinzuschauen und hineinzufühlen. Und dass sich manche Dinge vielleicht auch von alleine fügen, wenn wir ihnen nur die Zeit dazu geben.

Noch einmal mehr habe ich in den vergangenen Wochen erkannt, dass all die Aufgaben und Herausforderungen in unserem Leben wunderbare Chancen für uns sind, um weiter zu wachsen. Um klarer zu sehen. Um die tiefere Bedeutung der Dinge zu begreifen. Wenn wir bereit dazu sind, eröffnen sich für uns ganz neue Möglichkeiten.

Die Krise kam für uns genau zur richtigen Zeit… In einer sehr intensiven Lebensphase, die uns bereits stark forderte. In einer Zeit, in der ich meinen Blick bereits erweitert hatte und bereit war, noch genauer hinzuschauen, noch mehr in die Tiefe zu gehen. Ich bin mir sicher, dass es auch in Zukunft nicht leicht sein wird, aber ich bin gleichzeitig unglaublich gespannt, was noch auf uns zukommt und wo unsere Reise hingehen wird. Lassen wir uns überraschen.

Zur Autorin

Stefanie Vey, Jahrgang 1980, ist verheiratet und lebt mit ihrer Familie in Fulda. Ihr Sohn Noah kam 2014 mit dem Fragilen-X-Syndrom zur Welt.

Sie hat Betriebswirtschaft studiert und war fast 15 Jahre im Marketing und der Unternehmensberatung tätig. Nach der Elternzeit beschloss die hochsensible junge Mutter, ihre Leidenschaft fürs Texten zum Beruf zu machen. Seitdem arbeitet Stefanie Vey als freie Texterin, Bloggerin und Autorin für Herzenstexte.

In ihrem Blog *www.liebenswert-anders.de* lässt Stefanie Vey andere Familien an ihren Gedanken und Gefühlen teilhaben und gibt ermutigende Tipps und Impulse für den Alltag mit einem Kind mit Behinderung.

Zum Weiterlesen: Links und Bücher

In den vergangenen Jahren habe ich oft nach Rat und Informationen für Eltern von „besonderen" Kindern gesucht. Dabei bin ich auf viele wertvolle Quellen gestoßen, von denen ich hier einige vorstellen möchte:

Gerade in der Zeit vor und direkt nach der Diagnose habe ich im Forum *www.rehakids.de* viele hilfreiche Anregungen und Erfahrungsberichte anderer Eltern gefunden.

Speziell zum Thema Fragiles-X-Syndrom war und ist die Internetseite der Interessengemeinschaft Fragiles-X e. V. *www.frax.de* für mich eine ganz besonders wertvolle Informationsquelle. Hier finden Betroffene viele Antworten auf ihre Fragen aus allen Lebensbereichen.

Außerdem möchte ich Euch gerne noch zwei Bücher ans Herz legen, die mir persönlich sehr geholfen haben:

- *Herausforderndes Verhalten vermeiden – Menschen mit Autismus und psychischen oder geistigen Einschränkungen positives Verhalten ermöglichen* von Bo Hejlskov Elvén (dgvt-Verlag, Tübingen 2015) und

- *Besonderes Glück? Hilfen für Eltern mit einem geistig behinderten Kind* von Judith Hennemann (Mabuse Verlag, Frankfurt am Main 2011).

Eure Stefanie Vey

Mehr aus dem Neufeld Verlag

Rebecca Dernelle-Fischer, *Und dann kam Pia – Du hast uns gerade noch gefehlt!* ISBN 978-3-86256-077-6, 2017

Dagmar Eiken-Lüchau/Tanja Husmann, *Mia – meine ganz besondere Freundin. Ein Bilderbuch zum Thema Autismus.* ISBN 978-3-86256-079-0, 2. Auflage 2019

Doro May, *Das Leben ist schön, von einfach war nicht die Rede – Meine besondere Tochter ist erwachsen.* ISBN 978-3-86256-075-2, 2016

Silke Schnee/Heike Sistig, *Die Geschichte von Prinz Seltsam. Ein Bilderbuch zum Thema Vielfalt.* ISBN 978-3-86256-010-3, 5. Auflage 2018

Alfred und Sylvia Sobel, *Stärke fürs Leben entwickeln – So meistern Sie den Alltag mit einem behinderten Kind.* ISBN 978-3-86256-096-7, 2018

Conny Wenk, *Außergewöhnlich – Kinder mit Down-Syndrom und ihre Mütter.* ISBN 978-3-86256-043-1, 2. Auflage 2015

Conny Wenk, *Außergewöhnlich: Geschwisterliebe.* ISBN 978-3-86256-080-6, 2017

Conny Wenk, *Wandkalender A little extra – Fotografien von Kindern und Jugendlichen mit Down-Syndrom.* Kalendarium in Deutsch, Englisch, Französisch, Italienisch. Erscheint jährlich

Sabine Zinkernagel, *Wer nur auf die Löcher starrt, verpasst den Käse – Aus dem Leben mit zwei besonderen Kindern.* ISBN 978-3-86256-027-1, 2. Auflage 2013

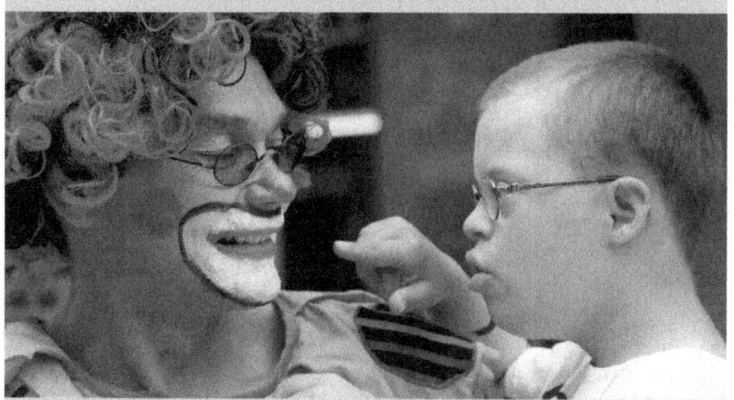
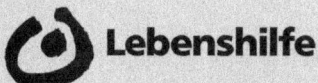

Dieses Buch wurde **in Deutschland** hergestellt.

Das **Papier**, das dafür verwendet wurde, ist FSC®-zertifiziert.
Als unabhängige, gemeinnützige, nichtstaatliche
Organisation hat sich der *Forest Stewardship Council*® (FSC®)
die Förderung des verantwortungsvollen und nachhaltigen
Umgangs mit den Wäldern der Welt zum Ziel gesetzt.

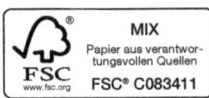

MIX
Papier aus verantwor-
tungsvollen Quellen
FSC® C083411

Außerdem unterstützen wir ein **Waldschutzprojekt** in Brasilien.
Auf über 86.000 Hektar schützt das Projekt *Ecomapuá* den
Wald an der Amazonasmündung und verbietet kommerzielle
Abholzung. Für die 400 ansässigen Familien schafft es
alternative Einkommensquellen, zum Beispiel durch den Handel
mit der Açaí-Frucht. So fördert das Projekt die Entwicklung
in einer der ärmsten Regionen im Nordosten Brasiliens.

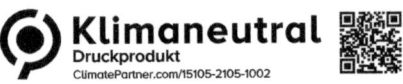

Klimaneutral
Druckprodukt
ClimatePartner.com/15105-2105-1002

Dieses Buch wurde bewusst nicht in Folie
eingeschweißt; unser Versandpartner verwendet
zudem Papier und nicht Plastik als Füllmaterial.

**Stellen Sie sich eine Welt vor,
in der jeder willkommen ist!**   *neufeld-verlag.de*